I0429094

Merci aux docteurs Françoise Berthoud et Didier Tarte, au biologiste Michel Georget, à Françoise Joët, à Initiative Citoyenne, Alternative Santé et à tous les auteurs cités dans la bibliographie pour leur contribution à ce livre.

Merci aux courageux défenseurs de la liberté qui répondront à ce livre en abrogeant les lois iniques d'obligations vaccinales.

Pour la liberté et la vie,

Léo Galli

LETTRE OUVERTE AUX PARLEMENTAIRES

Mesdames et Messieurs les sénateurs et les députés,

Alors que le grand débat sur les vaccinations prévu en automne 2015 n'a toujours pas eu lieu et que la Conférence Nationale de Santé n'en sera pas l'organisatrice, ce qui provoqua la démission à grand fracas de son secrétaire général Thomas Dietrich, le 19 février 2016, pouvez-vous dire à vos concitoyens si vous avez ou non l'intention d'abroger enfin les lois d'obligation vaccinale qui subsistent dans notre pays : diphtérie, tétanos, poliomyélite respectivement votées le 25 juin 1938, le 24 novembre 1940 et le 1er juillet 1964 ?

Outre le fait qu'elles soient anticonstitutionnelles, savez-vous de quelle manière les votes de vos aînés ont été obtenus pour leur promulgation ?

Diphtérie : en 1925, une épidémie de diphtérie ayant éclaté dans l'armée du Rhin, on décida de pratiquer la vaccination par l'anatoxine mise au point par Gaston Ramon. Le médecin militaire Zoeller vaccina 305 recrues : 11 cas de diphtérie survinrent sur les 305 recrues vaccinées, un seul cas survint chez les 700 recrues non vaccinées.

La conclusion s'imposait : le vaccin provoquait la diphtérie, la sagesse commandait donc d'en abandonner l'emploi. Mais il n'en fut pas ainsi, car une telle décision supprimait le commerce de ce vaccin inauguré depuis 2 ans. Aussi, on prétendit que les diphtéries des vaccinés étaient survenues chez des hommes incomplètement immunisés, c'est-à-dire trop récemment vaccinés et qu'elles devaient être retirées du lot des vaccinés pour être portées dans le lot des non vaccinés.

Cette entorse à la vérité avait pour effet de changer complètement le résultat de l'expérience de Zoeller dans le but de ne pas entraver le commerce du vaccin. Le 6 décembre 1927 l'Académie de Médecine exposait que cette vaccination avait fait preuve de son efficacité et de son innocuité et demandait aux pouvoirs publics que cette méthode soit instituée systématiquement parmi les enfants, notamment ceux qui fréquentent les écoles (Chambre des députés, session de 1930. Annexe au procès-verbal de la 2ème séance du 11 juillet 1930).

De 1927 à 1938 l'anatoxine diphtérique entraîna un nombre considérable d'accidents, certains suivis de mort. Il y eut des protestations de nombreux médecins, mais on n'en tint pas compte et un projet de loi rendant cette vaccination obligatoire arriva au Parlement. Dans le Journal Officiel du 25 juin 1938 se trouve le rapport sur la loi lu aux membres du Sénat dans lequel il est dit que « *les frais de vaccination seront certainement moindres que les économies qu'ils entraîneront par la suppression de la diphtérie* «.

Ces renseignements, manifestement contraires à la vérité, ont odieusement trompé les membres du Sénat qui ont voté une loi sans détenir la moindre preuve de ce qui leur était présenté. Cette loi a donc été votée à la sauvette juste avant le départ en vacances du Parlement.

Tétanos : Le 24 novembre 1940, le Maréchal Pétain, sur avis conforme de l'Académie de Médecine, signait une loi d'Etat instituant la vaccination antitétanique obligatoire à faire en même temps que la vaccination antidiphtérique. Cette obligation a été votée en pleine guerre sans discussion au parlement. Elle résulte de la volonté d'un chef d'Etat sur conseils « d'experts ».

Rappelons que le tétanos est une maladie non immunisante et non contagieuse. En quoi l'obligation du vaccin pouvait-elle se justifier en santé publique, puisque la maladie ne se communique pas d'homme à homme et ne met donc pas en jeu la sécurité collective ?

Poliomyélite : Le vote de l'obligation contre la polio répondait à une aspiration de «justice sociale» exprimée par les divers partis représentés à l'Assemblée Nationale de l'époque. En l'absence de situation épidémique, il s'agissait d'élargir le marché du vaccin, qui avait demandé des années de mise au point, et d'en faire profiter riches et pauvres. Le seul moyen d'assurer le paiement de la vaccination par la collectivité et la gratuité pour l'assujetti, était l'obligation légale.

Le parlement, convaincu de l'innocuité du vaccin, et sans information sur ses effets secondaires, vota donc l'obligation le 1er juillet 1964, pour une question financière et non pour préserver la santé publique, et ce, malgré l'avis défavorable de l'Académie de médecine qui n'avait pas jugé utile de rendre ce vaccin obligatoire.

Sans doute savez-vous que 3 propositions de loi réclamant la levée de l'obligation vaccinale ont déjà été déposées dont la promulgation n'a jamais vu le jour :

I - Proposition de loi tendant à restituer à la pratique médicale des vaccinations un caractère facultatif, présentée par Monsieur Duveau, député (séance du 5 décembre 1957 à l'Assemblée Nationale) ;

II – Proposition de loi relative à l'accès aux établissements d'enseignement et à l'exercice d'une profession par des personnes non vaccinées, présentée par René Tinant, Jean Cauchon, Francis Palmero et Jean Sauvage, sénateurs (séance du 2 avril 1979 au Sénat) ;

III – Proposition de loi visant à introduire une clause de conscience pour les personnes refusant la vaccination obligatoire, présentée par Christine Boutin, députée (enregistrée à l'Assemblée Nationale le 18 octobre 2000 et le 30 janvier 2003).

Mesdames et Messieurs les sénateurs et les députés, de quel côté auriez-vous été le 16 juin 1633, celui de l'obscurantisme et des inquisiteurs ou celui de Galilée ?

Alors aujourd'hui, peut-être pourriez-vous vous demander si vous n'êtes pas du côté de l'idéologie et non de la science. Car la vaccination n'est pas objet de CONNAISSANCE mais de FOI. A ce titre c'est une religion qui impose ses dogmes à toute une population, dans un pays où la laïcité ne cesse d'être revendiquée partout et par tous.

Il n'est certes pas facile ni agréable d'admettre que l'on a été abusé, conformé et endoctriné depuis sa plus petite enfance mais tel est bien le cas pour chacune et chacun d'entre nous. La soi-disant efficacité des vaccins n'a obtenu gain de cause que par la manipulation des statistiques et leur innocuité par les refus de reconnaissance des accidents post-vaccinaux. Affirmer sans aucun fondement scientifique que le vaccin protège et est inoffensif revient à affirmer que la Terre est immobile et se trouve au centre de l'univers.

Aujourd'hui on ne peut plus brûler les hérétiques, néanmoins tous ceux qui réfutent les dogmes vaccinaux sont en permanence violemment attaqués par les tenants de l'orthodoxie vaccinale. En France il est permis de remettre en cause toutes les religions, sauf celle du vaccin. Estimez-vous que cela soit juste ?

En matière scientifique, les faits sont têtus, et parce qu'ils ne peuvent les remettre en cause, les défenseurs des vaccinations placent ceux qui réclament la liberté vaccinale parmi les partisans de la fameuse « théorie du complot ». Le procédé est bien connu : QUAND ON NE PEUT REFUTER LES ARGUMENTS AVANCES PAR QUELQU'UN, ON DISCREDITE LA PERSONNE.

C'est pourquoi nous nous interrogeons sur le souhait du gouvernement de provoquer des Etats Généraux pour débattre des enjeux de la vaccination, évoqués dans le rapport sur la grippe A, enregistré à la Présidence de l'Assemblée Nationale le 6 juillet 2010 :

« … Par ailleurs, il serait sans doute opportun d'organiser, comme cela a été le cas pour la bioéthique, des états généraux sur les enjeux de la vaccination en général qui permettraient à un panel de citoyens représentatifs de la population, préalablement formés à la question, de mener un débat éclairé par les scientifiques sur la politique vaccinale en France. »

Sauf que le panel de citoyens représentatifs de la population devra avoir en mains les arguments des partisans ET des opposants ! Ce qui ne paraît pas du tout être prévu lorsque l'on lit la suite du rapport :

« Enfin, il nous faut mener une campagne volontariste d'information du grand public pour rappeler les bienfaits de la vaccination et lutter contre le refus vaccinal et, plus largement, diffuser une culture de santé publique, notamment à l'égard des publics les plus défavorisés, pour pouvoir mobiliser nos concitoyens lors de la prochaine crise sanitaire. »

Si nous sommes bien toujours en démocratie, pouvez-vous permettre enfin aux médecins opposés aux vaccinations et dont la voix est systématiquement étouffée, ridiculisée et diabolisée de s'exprimer librement, ouvertement et avec le même temps de parole que les autres ? Comment peut-on prétendre d'un débat qu'il est « éclairé » lorsqu'une seule des parties peut s'exprimer !? Lorsque, dans un pays, seule une personne a le droit de se présenter aux suffrages du peuple, quel est l'adjectif accolé à son régime ?

Nous savons quels intérêts financiers sont en jeu et les pressions qui en découlent mais nous sommes persuadés que la santé de vos concitoyens vous importe au plus au point et que vous ne supporteriez pas que l'Histoire dise un jour de vous : « *Ils savaient, mais ils n'ont rien fait.* »

Respectueusement.
Léo GALI   Francine Mercier

Chère lectrice,
Cher lecteur,

Ce livre souhaite mettre en lumière l'endoctrinement dont la majorité des professionnels de la santé est victime depuis plus de 140 ans, c'est-à-dire depuis qu'un chimiste nommé Louis Pasteur a instigué sa théorie, fausse et mortifère, de la vaccination.

Cette théorie qui repose sur quatre dogmes dont la fausseté a été démontrée, a en effet entraîné la médecine moderne sur une dangereuse voie qui déresponsabilise les êtres humains que nous sommes, prétendant les protéger alors qu'elle peut les tuer, soit radicalement (mort subite du nourrisson), soit à petit feu (cancers de tous ordres).

Et, si l'on compare la planète au corps humain, le cancer vaccinal de la France a envoyé ses métastases dans tous les autres pays de la Terre.

Certes, quelques tribus au fin fonds de l'Amazonie doivent encore échapper à la seringue maléfique, mais l'Organisation Mondiale de la Santé s'en attriste et met en œuvre les programmes qui permettront qu'aucun n'en réchappe.

Et si l'être humain commence enfin à se rendre compte de l'empoisonnement qu'il fait subir à sa planète à cause notamment des milliards de tonnes de pesticides qui ont été déversées depuis 60 ans, il n'a pas encore réalisé qu'il subit la même chose dans son propre corps. Mais disons plutôt qu'on l'empêche de le réaliser en lui mentant, en le conditionnant, en l'endoctrinant.

Un journaliste a dit récemment à propos de Daesh : « *Face à la propagande, il faut de l'information.* » Le parallèle avec le fait vaccinal est flagrant, dans le sens où sont dénigrés et mis au ban de la société toutes celles et ceux qui osent informer et mettre en cause la sacro-sainte religion pasteurienne.

Lorsqu'il s'agit de protection de la Terre, les Résistants tels que Monsieur José Bové sont menacés de prison lorsqu'ils s'opposent, entre autres, à l'introduction d'organismes génétiquement modifiés dans l'agriculture, mais on ne les traite pas de fous.

C'est autre chose lorsqu'il s'agit de Résistants que nous sommes à l'introduction de pus (le véritable nom que devrait porter les vaccins mais qui serait beaucoup moins vendeur) dans nos propres corps, nous sommes traités d'irresponsables, d'obscurantistes ou de sectes à nous tout seuls !

Mais la dernière manœuvre à la mode des tenants de la doctrine vaccinale consiste à nous ranger parmi les partisans de la « théorie du complot » ! C'est le seul argument qui leur reste pour défendre leurs dogmes religieux puisqu'ils ne peuvent réfuter les preuves scientifiques de leur fausseté. La méthode est largement éprouvée, lorsqu'on ne peut s'opposer à des arguments, on discrédite leurs auteurs.

Marchands de graines ou de vaccins, même combat : l'argent, encore et toujours plus, quelles que soient les conséquences sur la santé des produits qu'ils vendent.

Les premiers ont obtenu l'interdiction de vente des semences qu'ils ne produisent pas eux-mêmes, les seconds l'obligation d'acheter leurs concentrés de virus, peu importe si cette obligation est en contradiction totale avec les lois de notre pays !

Mais comme disait Bouddha à ses disciples : *» Ne croyez pas d'emblée ce que je vous dis, vérifiez-le. »*

Puissiez-vous passer cet ouvrage au crible de la vérité en vérifiant toutes les informations qu'il contient. Les acteurs de la religion vaccinale ne vous diront jamais cela. Pour eux, moins vous en savez, mieux c'est. Maintenir le peuple dans l'ignorance est le meilleur moyen de garder un ascendant sur lui. Ils espèrent donc que leurs messages seront suffisamment convaincants pour que vous ne pensiez même pas à en vérifier les contenus.

A la fin de ce livre, vous trouverez une liste d'ouvrages pour la plupart écrits par des médecins, journalistes ou historiens de la médecine qui ne sont ni des rêveurs, ni des illuminés et encore moins des idéologues mais de fervents défenseurs de la santé publique, de la vie.

Pour sa part, si ce livre contribue à éviter ne serait-ce qu'une mort subite d'un seul nourrisson, qu'un seul enfant ne soit atteint d'autisme ou qu'une seule personne de sclérose en plaques, il aura atteint son but.

Le fait que vous l'ayez acheté montre que vous vous posez des questions sur l'efficacité et surtout l'innocuité des vaccinations et que vous échappez peu ou prou à l'endoctrinement mortel que la religion pasteurienne a entrepris depuis plus d'un siècle et demi sur nos esprits.

« **Et pourtant elle tourne !** » Au 16e siècle, on croit fermement que la Terre est immobile et qu'elle se trouve au centre de l'univers, cette théorie est la règle universelle et toute affirmation contraire est condamnée, comme celui ou celle qui la profère.

« **Et pourtant elle tue !** » Au 21e siècle, on croit fermement que la vaccination est sans danger et protège des maladies et épidémies, cette théorie est la règle universelle et toute affirmation contraire est condamnée, comme celui ou celle qui la profère.

Par son abjuration, Galilée échappe à la peine de mort, et le 16 juin 1633 le verdict est sans appel :

«Ledit Galilée sera appelé à abjurer, condamné à la réclusion à perpétuité, et sommé de ne plus discuter de ses théories sous peines de sanctions infligées aux relaps. Son oeuvre, comme celle de Copernic sera mise à l'Index. La sentence sera envoyée à tous les membres du clergé et sera lue en présence du plus grand nombre de ceux qui professent l'art des mathématiques».

Aujourd'hui, sous peine de 6 mois d'emprisonnement et 3 750 euro d'amende, il est interdit de réfuter le dogme vaccinal, fruit de la fameuse « pensée unique » que dénoncent mais partagent la quasi-totalité des media et de tous les dirigeants politiques, quels que soient leurs bords.

Galilée savait que résister à l'Inquisition était peine perdue. Tenant à sa vie, il finit par reconnaître sa culpabilité et sa « dépravation hérétique » comme le disait le Saint-Office. Par trois fois il jura s'être trompé :

« Je ne soutiens pas et j'abandonne l'opinion de Copernic; je n'ai plus de doute et je tiens celle de Ptolémée pour très vraie. Oui la Terre est fixe, au centre

11

du monde. Et puis, je suis entre vos mains, faites de moi ce qu'il vous plaira ».

Brisé, Galilée termina son plaidoyer par une humble prière, suppliant la clémence et la bonté de ses juges.

Ce n'est que dans les années 1820-1830 que l'Église accepte définitivement et complètement l'idée que la Terre tourne autour du Soleil. Elle réhabilite Galilée trois siècles et demi plus tard, en 1992.

21e siècle : Comme Galilée était l'hérétique qu'il fallait faire taire à tout prix, cinq cents ans plus tard, nous sommes quelques millions « d'hérétiques » sur la planète à clamer (pour ceux qui le peuvent sans risque pour leur profession) que c'est bel et bien la vaccination qui est une hérésie.

La plus géniale des escroqueries, la plus réussie des mascarades, la plus subtile des manipulations, et surtout la plus mortelle catastrophe médicale du 20e siècle, tels sont quelques uns des qualificatifs que l'on peut accoler au mythe vaccinal, car il s'agit bien d'un mythe.

Afin de préserver la santé de leurs enfants et éviter de se retrouver en prison pour refus de vaccination ou de perdre leurs droits parentaux, certains parents en sont venus à choisir de leur prodiguer à domicile l'enseignement qui leur est refusé par l'Education Nationale. Mais encore faut-il avoir les moyens financiers de pouvoir le faire, la « liberté » de notre devise républicaine n'est pas la seule à être bafouée, « l'égalité » aussi !

LOUIS PASTEUR : L'HERESIE MEDICALE

A l'occasion, demandez à votre médecin si, lors de ses longues études, il a appris quelque chose sur le professeur Antoine Béchamp, contemporain de Louis Pasteur...

Car toute l'histoire de la vaccination - commence avec ces deux hommes.

Qui étaient-ils ?

Antoine BÉCHAMP (1818 -1908) :
- Agrégé en pharmacie
- Docteur en médecine
- Licencié ès sciences physiques
- Docteur ès sciences physiques
- Professeur de physique et de toxicologie de l'École Supérieure de Pharmacie à Strasbourg
- Professeur de chimie médicale et de pharmacie à a Faculté de Médecine de Montpellier
- Doyen de la Faculté libre de Médecine et de Pharmacie de Lille
- Professeur de chimie organique et de chimie biologique à Lille

Antoine Béchamp découvrit l'élément primordial et la cellule vivante qu'il dénomma microzyma. Il démontra que celui-ci pouvait devenir bactérie ou virus et en déduisit le polymorphisme bactérien. Le polymorphisme (du grec pléôn plus abondant, et morphê : forme) est la capacité que possède un organisme (essentiellement les bactéries) à revêtir des formes différentes dans certaines conditions ou sous des influences déterminées.

Il dénonça l'erreur du monomorphisme de Pasteur qui entraînait la médecine **vers la phobie du microbe et la négligence du terrain.**

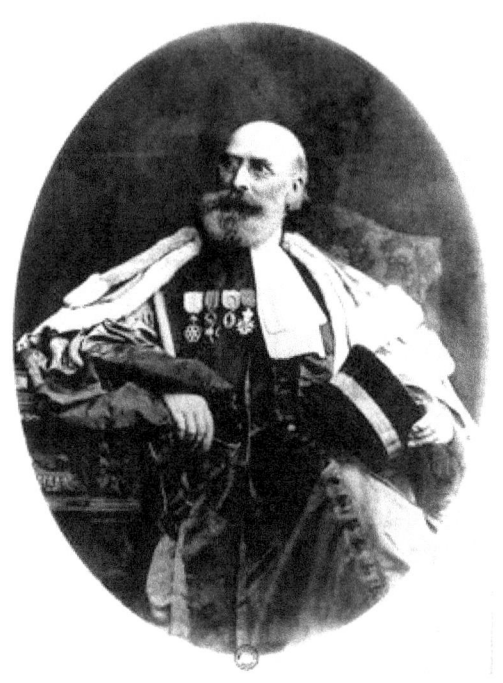

Antoine Béchamp

Louis PASTEUR
- Docteur ès science
- Agrégé de physique et de chimie

Spécialiste génial en relations publiques et marketing publicitaire, il s'est approprié les découvertes du professeur Béchamp en les détournant de leur origine. Ainsi rebaptisa t-il tout simplement le microzyma de Antoine Béchamp en microbe, prétendant l'avoir découvert !

Puis il échafauda la théorie selon laquelle le microbe est à l'origine de la maladie alors que pour Antoine Béchamp et ses partisans, **c'est la maladie qui permet au microbe de s'exprimer.**

Pasteur ne parle que de « germes » dans l'air, ne considère les microbes que comme agents des maladies et enseigne **que les organismes vivants sont aseptiques, les comparant volontiers à un tonneau de vin ou de bière !**

Et c'est sur cette totale absurdité que s'est fondée toute la médecine moderne avec le principal dogme pasteurien : un germe = un vaccin !

C'est une aberration car si l'on empêche un germe de s'exprimer spontanément, il va s'adapter, se transformer et une maladie d'un type nouveau va apparaître !

Chaque année, le Téléthon récolte les dons consacrés à la recherche pour vaincre 5 000 maladies nouvelles qualifiées de « génétiques ». Combien d'entre elles sont une conséquence directe des campagnes de vaccination massive ? Nous le saurons sans doute un jour, et ce jour ouvrira de longs procès. Car la pirouette du « responsables mais pas coupables » ne saurait perdurer *ad vitam aeternam*.

L'enfant n'avait pas la rage !

À l'école primaire on nous a enseigné que le malheureux enfant avait été mordu par un chien enragé et que sans la piqûre salvatrice pratiquée par Louis Pasteur, il aurait inéluctablement contracté cette redoutable maladie.

La vérité est toute autre. Bien peu de gens savent que le propriétaire du chien mordeur, Max Vone, ainsi que plusieurs autres personnes mordues le même jour par cet animal, restèrent en bonne santé en l'absence de tout traitement, ce qui signifie en clair que le chien n'était nullement enragé...

La théorie vaccinale du monde entier est partie sur ce cas unique et mensonger !

Comble du cynisme, Pasteur fait passer sous les yeux des membres de l'académie des sciences et de l'académie de médecine, le tableau de six enfants morts de la rage du 17 juin au 24 septembre après avoir été vaccinés, tableau sur lequel on lit à côté du nom de chaque victime, ces deux mots poignants : **traitement insuffisant...**

Le total des morts de la rage, malgré la vaccination antirabique est, à la date du 2 novembre 1886 de 53. En France la moyenne annuelle des personnes qui meurent de la rage avant la diffusion du vaccin est de 30.

Pasteur croyait à la génération spontanée !

Cet homme, aujourd'hui encore considéré comme un sauveur de l'humanité et dont la plus petite ville de France glorifie son nom en le donnant à une rue, une place, une avenue ou un boulevard, cet homme partageait la croyance populaire de son époque, illustrée de la sorte : *« si l'on met dans un pot de terre de la farine et des chiffons mouillés, il en sort en quelques jours une génération de souris, mâles et femelles, parfaitement constitués. »*

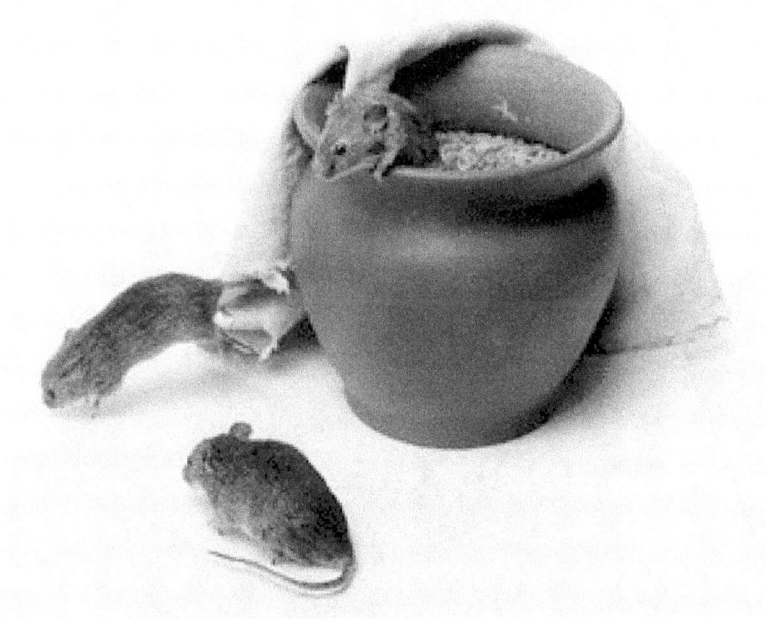

Ce qui ne l'empêcha pas d'écrire plus tard, après avoir tourné sa veste : *« la génération spontanée ne se relèvera pas du coup mortel que je lui porte. »*

Voilà qui en dit long sur la qualité de *«grand scientifique»* attribuée au chimiste.

Témoins les extraits de la longue lettre écrite par Antoine Béchamp, âgé de 84 ans, alors que Pasteur est mort depuis plus de quatre ans. Il y répond à un certain docteur Vitteaut qui, dans un article de presse, avait cru lui rendre hommage en le présentant comme le précurseur de Pasteur.

DES
MICROZYMAS

ET DE LEURS FONCTIONS

AUX DIFFÉRENTS AGES D'UN MÊME ÈTRE

PAR

Joseph BÉCHAMP

DOCTEUR EN MÉDECINE

Préparateur de Chimie à la Faculté de médecine ; Membre de la Société de médecine et de chirurgie
pratiques ; Membre de la Société médicale d'Émulation.

MONTPELLIER

C. COULET, LIBRAIRE-ÉDITEUR

LIBRAIRE DE LA FACULTÉ DE MÉDECINE
ET DE L'ACADÉMIE DES SCIENCES ET LETTRES
Grand'Rue, 5

PARIS

ADRIEN DELAHAYE, LIBRAIRE-ÉDITEUR

Place de l'École-de-Médecine

1875

Source gallica.bnf.fr / Bibliothèque nationale de France

Paris, Mai 1900

Monsieur le docteur,

J'ai reçu votre « question scientifico-religieuse »... Si je ne vous tenais en très haute estime à cause de vos bonnes intentions, je ne vous écrirais pas. Je vais le faire en toute sincérité... pour me plaindre, pour me justifier et pour vous désabuser.

Permettez-moi de vous dire d'abord que Monsieur Denys Cochin vous a induit en erreur au sujet de Monsieur Pasteur, et cela, soit par ignorance ou mauvaise foi...

*C'est évidemment pour grandir votre héros et pour me faire un compliment que vous m'avez fait le précurseur de Pasteur : je ne sais où vous avez pris cette opinion que vous aviez déjà émise ailleurs et que je n'avais pas relevée ; mais puisque vous la reproduisez dans des conditions que je tiens pour offensantes, souffrez que je vous dise ceci : **je suis le précurseur de Pasteur comme le volé est le précurseur de la fortune du voleur enrichi, heureux et insolent qui le nargue et le calomnie.***

Voici pour vous désabuser : je pose en fait que Pasteur, quoi que vous disiez, d'après Monsieur Denys Cochin, n'a découvert aucun des faits dont vous le glorifiez et qu'il n'a introduit dans la Science aucune vérité nouvelle.

*Vous auriez pu vous en convaincre en lisant la préface du livre sur les Microzymas (1883). Un seul exemple suffit pour démolir tout l'échafaudage construit pour élever un monument à la gloire de celui que vous dites « notre Pasteur ». **C'est celui qui prouve qu'il n'a découvert ni les germes dont vous parlez, ni résolu l'antique question des générations spontanées.***

Si cela est avéré, il ne reste rien de votre assertion que Pasteur a prouvé que la vie n'apparaît sans un germe, que dans le monde vivant par conséquent tout être vivant procède d'une cellule, « omnis cellula a cellula ».

Eh bien non ! Monsieur le Docteur, cela n'est point vrai, et Monsieur Denys Cochin, sur l'autorité de qui vous vous appuyez, s'il a dit cela, n'a pas été un historien véridique.

Pour s'en convaincre, il suffit du Mémoire sur la fermentation lactique qu'il publia en 1858. **Là, vous verrez que Pasteur a affirmé itérativement que la levure lactique, les vibrions et la levure de bière, laquelle est une véritable cellule, PRENNENT SPONTANÉMENT NAISSANCE de la matière albuminoïde du milieu fermentescible.**

Est-ce clair ? Ainsi donc en 1858, Pasteur, pouvant choisir entre deux hypothèses ayant chacune des adhérents : celle des germes et celle de la spontéparité , **se prononça pour la génération spontanée,** *sans même discuter de l'hypothèse des germes.*

Il serait trop long de vous faire voir combien il a été superficiel dans son expérimentation. Sans doute, dans la suite, le roublard changea son fusil d'épaule ! Mais qui donc l'y a contraint en le faisant revenir de son erreur et de sa légèreté ? Je vous le dis sans détour : c'est moi. En 1857, à la suite de mes expériences.

Dans cette lettre : Antoine Béchamp n'accuse pas simplement Louis Pasteur de plagiat : il lui reproche tout bonnement de n'avoir rien compris aux grandes découvertes de son siècle et de les avoir dévoyées.

En 1854, j'avais vérifié l'hypothèse des germes et conclu contre la génération spontanée. Je ne m'en tins pas là, et d'une suite ininterrompue de travaux... la théorie microzymienne de l'organisation vivante était complète en 1870, même au point de vue de la pathologie et de la thérapeutique.

Quelques années après, j'avais réduit à ses véritables proportions la vieille hypothèse des germes, en démontrant que les prétendus germes ne sont que les microzymas des organismes disparus.

*J'ajoute seulement que la pathologie, selon la théorie, qu'il admit la panspermie dans le sens de mon mémoire de 1857, c'est-à-dire dans le sens ancien, **et s'en attribua la vérification**, faisant accroire au public, même des Académies, que par là il avait combattu victorieusement la génération spontanée.*

*J'ajoute, pour réfuter votre assertion que Pasteur avait prouvé que tout être vivant procède d'une cellule, que le célèbre microbiste, en 1866-1867, amené à se prononcer sur la question de savoir si la cellule était vivante, **se prononça pour la négative, si bien qu'en 1876 il assura que l'intérieur du corps humain était comparable, à l'égard des germes de l'air, au contenu d'un vase plein de vin ou de bière.***

Mais où l'inconscience de Pasteur s'est révélée avec le plus d'éclat, c'est lorsqu'en 1872 il tenta de se faire attribuer la découverte des faits de la théorie microzymienne, même au point de vue pathologique.

Alors il imagina ce que le docteur Roux a appelé l'œuvre médicale de Pasteur, à savoir le microbisme, selon lequel, outre la panspermie classique, il y aurait une panspermie pathogène.

*Le microbisme est une **doctrine fataliste monstrueuse** puisqu'il suppose qu'à l'origine des choses Dieu aurait* *créé les germes des microbes destinés à nous rendre malades. C'est ainsi que le microcosme c'est la contrefaçon à rebours de la théorie microzymienne. Ceci pour légitimer l'expression de faiseur appliqué à votre héros. Je m'arrête. Etc.*

Certains médecins courageux se sont appliqués à démasquer la fausseté de la dogmatique pastorienne. Ainsi démontrèrent-ils que **les microbes se génèrent dans les cellules par dégradation et recomposition**, contrairement au dogme pasteurien qui affirme que les microbes se trouvent dans l'air sous la forme virulente que l'on trouve dans un corps malade.

Plus près de nous, le Professeur Jean Bernard posait la question suivante: *« Ces virus sont-ils bien en dehors de nous ? Ne viendraient-ils pas de nos organismes traumatisés ?»* Comme le disait déjà Hippocrate : *« Le corps fait une maladie pour se guérir ».*

A l'instar des antibiotiques, les vaccins ne font que diminuer la vitalité du terrain, ce qui diminue la résistance naturelle. Cette altération du terrain risque de provoquer une cancérisation.

Si les démonstrations des médecins du fait que les vaccins créent bien **un état de carence immunitaire** étaient prises en compte, alors l'Etat, qui oblige à la vaccination, se trouverait dans une posture bien délicate, avec pour conséquence le risque d'un nombre incalculable de procès.

Il faudra pourtant bien parvenir un jour à cette reconnaissance, faute d'une disparition complète de l'humanité comme disparaissent les abeilles à cause des pesticides.

Ce serait aussi la fin du dogme de la médecine classique. Officiellement, il n'y a donc aucun lien entre les vaccins et le développement des cancers et autres maladies chroniques et la question ne mérite même pas d'être posée.

Tous les immunologistes sont d'accord pour dire que l'immunité est encore quelque chose d'extrêmement mal connue. Mais l'immunologie a peu de choses à dire face à l'énorme marché pharmaceutique que représente la vaccination massive de plusieurs milliards d'individus..

Les 4 dogmes pasteuriens

1- Quand Pasteur comprend enfin que les microbes existent dans l'air, il enseigne que tous les microbes viennent de l'air et sont causes de maladies, premier dogme de la religion pastorienne, celle de la **panspermie atmosphérique.**

2- Pasteur pense que tout être vivant, protégé des micro-organismes par sa peau, est aseptique en son intérieur. Second dogme pastorien : celui de **l'asepsie des êtres vivants.**

3- Pasteur pense que pour chaque maladie, le microbe agent est de souche fixe, non évolutif, c'est le troisième dogme pastorien, celui du **monomorphisme microbien.** Béchamp découvre, lui, que ses microzymas retrouvés dans tous les tissus vivants, ne se séparent de l'organisme et **ne deviennent morbides que lorsque les conditions d'existence à l'intérieur**

24

des liquides du corps deviennent précaires, c'est-à-dire anormaux. La composition de ces liquides, qui dépend grandement de notre alimentation et de notre mode de vie, nous ramène donc à notre responsabilité individuelle devant la maladie.

4- Pasteur en arrive à envisager la contamination extérieure comme la seule source de la maladie infectieuse. Pour lui, aucun doute : la maladie microbienne est donnée par le microbe, qui est son agent, animal pervers . C'est le dogme pastorien de **la contagion** que Béchamp récuse.

C'est une chose de nier ou de passer sous silence les découvertes de ses collègues, de les ridiculiser, d'affirmer que ses travaux personnels sont antérieurs et quand il ne le peut pas, prendre à son compte les travaux qu'il a méconnus ou critiqués ; autre chose est de ne rien comprendre au sens profond de ces expériences et de l'orientation à donner à la médecine.

C'est l'accusation de Béchamp : il ne traite pas Pasteur de criminel, mais... Il ne s'agit donc pas essentiellement d'une revendication de priorité, même si elle est clairement exprimée : car ces « microbes », qu'il continuera à appeler toute sa vie « microzymas », c'est bien lui qui les a découverts et qui a su montrer leur origine, leur action, leur rôle dans la vie et dans la maladie face à un **Pasteur qui, lui, n'a rien compris et a été contraint de bâtir son oeuvre sur des récupérations mal digérées.**

Dès le départ, il ne comprend pas que les ferments « figurés », qu'il appelle « globules », puissent venir d'autre part que, tout faits, de l'air ; il ne comprend pas davantage le processus de l'acte de fermentation par digestion des matières fermentescibles, passant par l'action d'un ferment liquide, soluble, une zymase , dont il a toujours nié l'existence, dont il n'a jamais voulu entendre le nom.

C'est en 1907 que l'Allemand Büchner recevra le prix Nobel pour cette invention !

Les conséquences de cette incompréhension sont gravissimes puisqu'elles ont directement conduit la médecine moderne dans une impasse dont elle aura bien du mal à sortir.

Le professeur Béchamp a fort bien compris que la gangrène, maladie microbienne, venait de la décomposition de nos organes par asphyxie. Il suffit de mettre un garrot autour d'un bras ou d'une jambe pendant plusieurs jours pour provoquer cette maladie, **sans attendre l'action de quelque microbe de cette maladie dans l'atmosphère, où d'ailleurs on ne le décèle pas.**

Pasteur, convaincu de l'asepsie du corps, comparant le corps à un vase de vin ou de bière, attend un microbe atmosphérique pour voir démarrer la fermentation, comme démarre la putréfaction dans une marmite de soupe !

On comprend que la thérapeutique même, à partir de l'une ou l'autre des deux théories, soit tout à fait différente.

Le microbe se forme par évolution morbide des microzymas constitutifs, quand les conditions de vie de ces éléments ne sont plus ordinaires.

Ces éléments morbides peuvent alors transmettre la maladie à d'autres organismes, là encore si les conditions sont favorables pour les recevoir, c'est clair. La responsabilité personnelle et sociale ne sont pas escamotées.

Remarque du professeur Rappin : « *Retenons ce que nous a enseigné l'étude de l'air au point de vue microbien, à savoir que l'air est toujours plus ou moins chargé de germes, et en nombre d'autant plus grand que nous l'étudions dans des milieux habités, ce qui déjà pourrait nous faire soupçonner que s'il est plus riche en microbes dans les lieux les plus peuplés, c'est que les germes viennent des organismes qui y vivent... ».*

Remarque du clinicien et statisticien Peter : « *Pasteur ne soigne pas la rage, il la donne !* »

La légende de Pasteur aurait pu tranquillement continuer. Car c'est lui qui a le mieux décrit comment les méchants microbes attaquaient les pauvres humains. Découverte des microbes, de la fermentation, de la vaccination... il n'en fallait pas beaucoup plus pour faire de Pasteur un héros national.

Or, manque de chance pour lui, en 1995, la communauté scientifique a voulu commémorer le centenaire de sa mort. Des biographes convaincus ont fouillé dans les archives.

Depuis, d'autres auteurs, comme le Docteur Eric Ancelet, ont alors systématiquement recherché la vérité. Le magazine Belle-santé a relayé les sérieux doutes qu'historiens et scientifiques ont récemment émis sur les inventions de Pasteur.

Pasteur a toujours su s'appuyer sur les travaux de ses contemporains. C'est normal pour un esprit scientifique ouvert. Ce qui l'est moins, c'est qu'il se soit toujours arrangé pour qu'on oublie ses prédécesseurs.

En outre, il a utilisé ses relations haut placées — et il ne pouvait guère aller plus haut puisqu'il était dans les meilleurs termes avec l'épouse de Napoléon III — pour présenter « ses » inventions et faire avancer sa carrière.

Pasteur s'est appuyé sur les travaux de Béchamp, de Berthelot ou même de ses collaborateurs qu'il a rarement cités. Son propre neveu, Adrien Loir, a écrit : « *Dès le premier jour, j'étais devenu sa chose, l'accessoire indispensable dont il userait à sa guise sans trouver ni résistance ni contradiction* ».

Le Docteur Eric Ancelet écrit : « *En 1878, Pasteur nie toujours farouchement l'existence des enzymes, contre l'avis de Marcellin Berthelot, Claude Bernard et Antoine Béchamp. Büchner aura le Prix Nobel en 1907 pour cette découverte de Béchamp. Il aura fallu 30 ans pour revenir sur une erreur !* »

On ne comprendra pas l'œuvre de Pasteur si l'on ne fait un rappel de l'environnement historique de la recherche médicale de l'époque, des enjeux sociaux de la seconde moitié du 19e siècle où Pasteur publia ses travaux, et du caractère du savant.

C'est l'époque où l'industrie draine vers les faubourgs les émigrés des campagnes. La misère, l'alcool, l'insalubrité des habitations et la saleté s'emparent de ces populations. Elles sont abandonnées sans ressources dès que la maladie survient ou que l'accident les frappe.

Pasteur affirme comme certains que les maux dont souffrent les malheureux sont dus à un agent invisible. Voilà une aubaine pour les responsables de cette société, qui applaudissent et font applaudir cette trouvaille providentielle : le microbe occasionnel, apolitique et aconfessionnel.

Alors que le mouvement hygiéniste se développe (avec Rudolf Virchow, Louis Kuhne, Sébastien Kneipp en Allemagne, Xavier Raspail en France, etc.), on présente au peuple crédule son sauveur, un savant devant lequel il s'agenouille, auteur de travaux incontestables qui font de lui, en éradiquant ses misères, un bienfaiteur de l'humanité, à l'image du Bon Pasteur.

Les microbes de l'air

Pasteur va donc développer une théorie générale qui s'est traduite par plusieurs principes répétés et défendus avec énergie :

- Nos maladies viennent de microbes disséminés dans l'atmosphère.

- Le microbe, comme tout autre animal de la création, a des parents qui lui sont semblables.

- Les organismes supérieurs animaux et végétaux sont, **dans leur intérieur, dépourvus de microbes.** Ils se défendent contre leur invasion et leur multiplication.

La théorie microbienne de Pasteur a donné un tour particulier à la médecine : le pasteurisme nous enseigne que nous sommes **victimes d'un agresseur extérieur.**

De multiples voix s'élevèrent contre cette conception de la vie, vue « par le petit bout de la lorgnette ». Antoine Béchamp bien entendu, mais plus tard Jules Tissot qui montrera que **le bacille de Koch est le produit de la dégénérescence des cellules des tissus pulmonaires malades;** ce qui ruinait toutes les conceptions pastoriennes et lui valut beaucoup d'ennuis.

Par cette démonstration, l'inutilité totale du vaccin BCG contre la tuberculose est avérée. Sa dangerosité, en revanche, est bien réelle, raison pour laquelle les médecins Allemands se sont toujours opposés à cette vaccination qui a notamment eu pour conséquence le port de lunettes pour nombre d'écoliers qui entraient en classe de sixième, période où la vaccination était le plus souvent pratiquée.

VACCINATION ET RELIGION

Extraits de l'article paru le 8 octobre 2015, sous la plume de Michel Dogna, sur le site Alternative Santé

http://www.alternativesante.fr/vaccins/la-religion-vaccinale-entre-en-guerre-sainte

« *La faculté de médecine de Genève est aujourd'hui le temple et le siège du dogme de la vaccination, sa nouvelle religion et sa papesse, la doctoresse Claire-Anne Siegrist. C'est elle qui a été chargée de lancer une campagne dans tout l'Europe visant à stopper dans les plus brefs délais la suspicion naissante à l'égard des vaccins, en ne lésinant pas sur les moyens. Le coup d'envoi publicitaire a donc été donné le 15 septembre 2015 à Genève avec trois conférences offertes au grand public…*

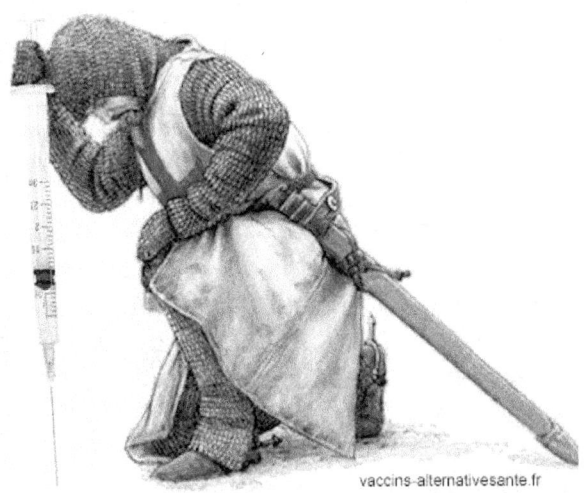

vaccins-alternativesante.fr

… Rappelons les liens qui unissent la faculté de médecine genevoise aux pharmas. La doctoresse Siegrist - experte attitrée des médias - est titulaire de la chaire de vaccinologie de la faculté de médecine de Genève (unique en Europe), créée et subventionnée par

31

le laboratoire Aventis-Pasteur, l'un des plus grands fabricants de vaccins et fournisseur de l'OMS…

… Madame Siegrist a notamment parlé, parmi 4 virus, de celui de l'hésitation vaccinale, le plus important, car pour l'instant, on n'a pas encore trouvé d'antidote. Il est très contagieux, représente 2 à 5% de la population, se répand un peu partout, et affecte toutes les catégories sociales. Ce sont des gens sincèrement convaincus…

… Elle a également déclaré : « Prenons exemple sur la stratégie efficace mise en place par les services de santé britanniques pour imposer la vaccination contre le cancer de l'utérus au plus grand nombre. Grâce à des moyens publicitaires énormes, qui ont ciblé les cabinets médicaux, les pharmacies, les journaux, les écoles, et aussi parce que les représentants de la santé publique sont allés à la rencontre des parents et des adolescentes pour les convaincre du bien-fondé de ce vaccin, le résultat a été obtenu : 93,5% de couverture vaccinale ».

… On nous dit que la Suisse figure parmi les pays les plus performants en matière de santé. Pourtant la santé des adolescents y est alarmante : allergies, asthme, dépression, anorexie, boulimie, hyperactivité, suicide… Un article émanant du Fonds national suisse de la recherche scientifique nous alerte : le cancer est l'une des principales causes de décès chez les enfants et chez les adolescents ! Alors, vaccination et cancer, simple coïncidence ? »

La Bible à la rescousse

Aux Etats-Unis, Jesse Johnson, sur le site The Crippelgate, a publié un article sous le titre « Anti-vaccination et narcissisme épistémologique », dans lequel il en appelle aux parents chrétiens qui se positionnent du côté anti-vaccin du débat. L'auteur mentionne les récentes épidémies de rougeole en Californie et en Arizona et en rend responsables les anti-vaccination. L'auteur implore les parents chrétiens qui choisissent de ne pas vacciner et, s'appuyant sur la Bible, nous donne quatre raisons pour lesquelles les chrétiens devraient vacciner leurs enfants :

1- *« Les vaccins sont une forme de **grâce commune** qui a radicalement changé le monde pour le mieux (Genèse 3:18; Psaumes 145:9-16; Matthieu 5:44-45; Actes 14:16-17). Participer aux bienfaits de la grâce commune dans une société post-babélienne signifie que nous nous lions en tant que nation et que nous utilisons la grâce commune pour rendre la qualité de vie meilleure (Genèse 9:6, 2 Rois 12:2, Luc 6:33). Nous travaillons, nous nous marions et nous nous protégeons les uns les autres. Une manière simple de le faire est d'être vacciné contre les maladies qui gangrènent les cultures qui ne se vaccinent pas.*

2- *Donc, être vacciné est une **forme d'amour de son prochain** (Levitique 19:18; Matthieu 5:43, Romans 13:8-10, James 2:8). Sachant que certains sont trop petits, trop jeunes ou trop faibles pour être vaccinés, nous protégeons les faibles en étant vaccinés.*

3- ***Nous ne sommes pas de ceux qui sont influencés par les rumeurs sur internet*** *qui ont depuis été largement discréditées (Job 12:20; Proverbes 13:16). Ça ne veut pas dire que nous croyons aveuglément tout ce que peut dire la « science ». À la place, nous sommes dotés d'un scepticisme sain qui, dans ce cas, est satisfait par l'appel scientifique universel à l'innocuité de ces vaccins (associé à son obligation légale dans la*

33

*plupart des états). En fait, **notre discernement est discrédité** lorsque nous croyons des rumeurs infondées face au fait évident que la rougeole provoquait autrefois la terreur, ce qu'elle ne fait plus de nos jours.*

4- *Les chrétiens sont de ceux qui **prennent des risques pour le progrès du bien commun**. Nous n'apprenons pas à nos enfants, « la sécurité d'abord » mais plutôt « soli Deo Gloria » et tout le reste suit. Les chrétiens comprenaient cela autrefois. L'éthique de Jonathan Edwards, dont l'un des premiers actes en tant que président de Princeton fut de recevoir un vaccin contre la variole et en mourut ultérieurement, était la norme. La fausse morale de la mort d'Edwards est « évitez les vaccins ». **La morale juste est « prenez des risques calculés pour une société meilleure ».***

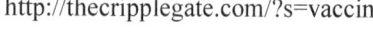

http://thecripplegate.com/?s=vaccin

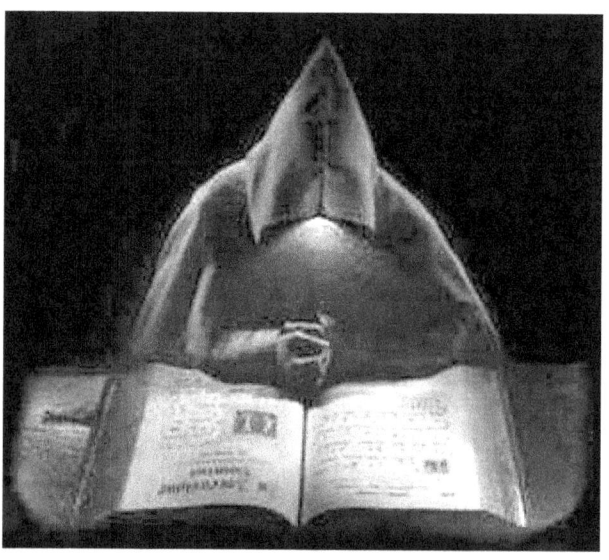

SECTE ?

L'accusation fréquente des partisans de la vaccination qui ne peuvent démonter nos arguments est de nous assimiler à des membres d'une secte. Afin de voir de quel côté se trouvent les sectaires, il paraît donc très instructif de passer le dogme vaccinal au filtre des critères généralement définis par les gouvernements.

Définition : D'un point de vue étymologique, le mot « secte » viendrait du latin *secta* signifiant *voie que l'on suit, parti, cause, doctrine.*

« Ensemble de personnes qui se réclament d'un même maître et professent sa doctrine philosophique, ses opinions. »

« Groupe qui suit un leader et se caractérise par le fanatisme et l'intolérance de ses membres. »

Les sectes exercent un véritable contrôle de la pensée.

Parmi les critères de dérive sectaire reconnus, on trouve notamment :

- *la manipulation mentale,*
- *l'endoctrinement,*
- *la puissance financière,*
- *les atteintes à l'intégrité physique,*
- *l'incontestabilité et l'infaillibilité de la doctrine,*
- *le contrôle des sources d'information,*
- *le culte de la personnalité du gourou,*
- *les tentatives d'infiltration des pouvoirs publics.*

Au regard sur ces 8 critères, à vous de juger, lectrice et lecteur, de quel côté se trouvent les sectaires...

- Manipulation mentale :

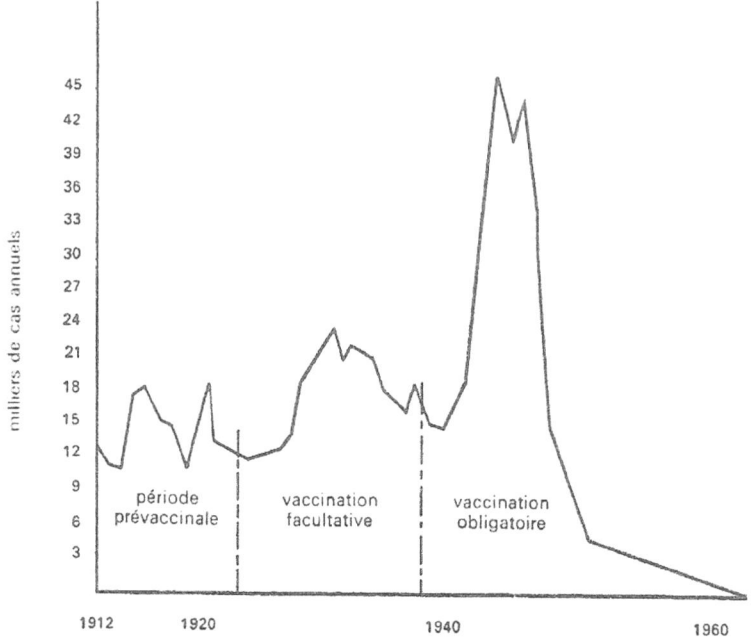

Ceci est le graphique de l'évolution de la diphtérie en France de 1912 à 1962, soit une période de 50 ans.

Pendant la période prévaccinale, le taux moyen des diphtéries oscillait autour de 12 000 cas en moyenne. A partir de 1924, la vaccination se répand de plus en plus : le taux moyen s'élève à environ 20 000 cas de 1924 à 1938.

En 1939-1940, la vaccination devient systématique et l'on relève alors :

- 13 795 cas en 1940
- 46 750 cas en 1943
- 41 500 en 1944
- 45 500 en 1945

36

Pendant ces 5 années de vaccination massive, la mortalité fut deux à quatre fois plus importante parmi les vaccinés que parmi les non-vaccinés.

En incluant l'année 1946, il y eut environ 150 000 cas de diphtérie en supplément du nombre ordinaire des cas avant les vaccinations.

Alors, au vu de ces statistiques effrayantes, comment les tenants de l'orthodoxie vaccinale peuvent-ils affirmer que la vaccination anti-diphtérique a fait régresser l'épidémie ?

Ils présentent un graphique sur lequel la période au cours de laquelle les vaccinations ont été perpétrées a été décalée, simple mais efficace tour de passe-passe !

Résultat : la vaccination paraît avoir spectaculairement fait baisser l'épidémie. Quel étudiant pourrait imaginer être manipulé ? Et le voilà dès lors promu défenseur du dogme vaccinal.

Car voici le graphique qu'on lui montre pour le convaincre.

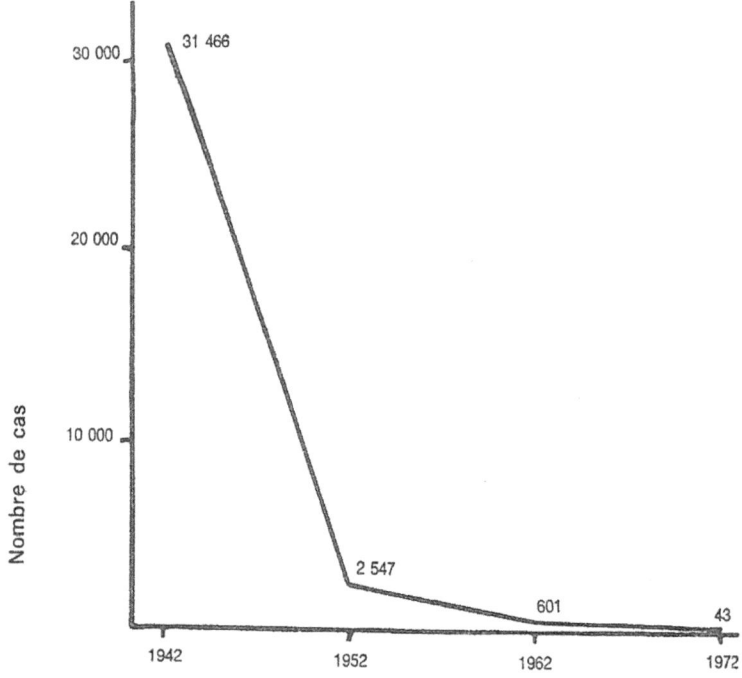

Les chiffres reproduits ci-dessus proviennent du ministre de la Santé de l'époque, Monsieur Poniatowski. La sommet de la courbe est pris immédiatement après son point le plus haut, suite à la longue campagne de vaccinations.

Et que s'est-il passé parmi **une population non vaccinée** ? Le graphique qui suit révèle le nombre de cas et de décès en Ecosse de 1941 à 1951.

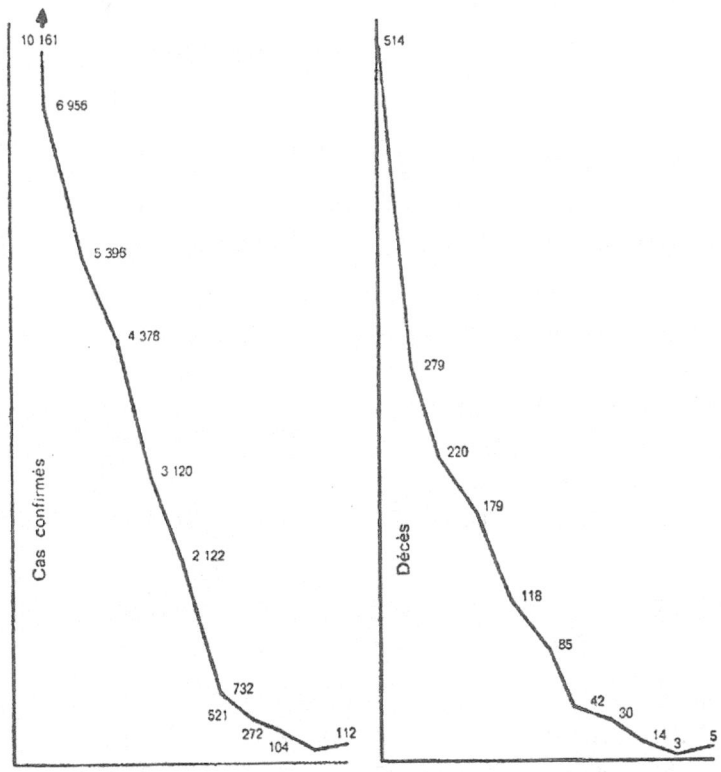

Le graphique ci-dessus en est l'édifiante démonstration. Mais il y eut également la manipulation des statistiques, faisant passer une population vaccinée à une catégorie de « mal ou insuffisamment vaccinée », puis à « non vaccinée ». Afin évidemment de faire dire aux chiffres le contraire de la réalité, le nombre de malades chez les non vaccinés étant inférieur à celui des vaccinés ! Ceci notamment pour convaincre les pouvoirs publics de faire voter les obligations vaccinales.

Un exemple : à Bonn, en 1871, il y eut 116 varioleux dont 112 vaccinés et 4 non-vaccinés. Parmi ces derniers, 2 succombèrent et 13 parmi les vaccinés. Voici comment on publia les statistiques officielles : décès chez les non-vaccinés = 50%, décès chez les vaccinés = 12%.

Ces taux sont mathématiquement exacts, mais sans préciser les nombre des vaccinés et non-vaccinés, ils font croire à un avantage énorme chez les vaccinés avec une hécatombe évidente chez les non-vaccinés, c'est-à-dire **exactement le contraire de la réalité !**

Plus c'est gros, plus ça passe : la dernière introduction de la variole en France fut le fait d'un militaire bien entendu vacciné. Et bien on n'a pas hésité à affirmer que **des virus varioliques avaient été trouvés... dans le pyjama du voyageur** (sans préciser dans quelle poche) ! La pirouette est de taille : cet homme était vacciné, donc inoffensif, mais son pyjama ne l'était pas. C.Q.F.D.

Plus près de nous, lors d'une sempiternelle campagne de vaccination contre la grippe, les media relayaient tous cette information : *« Le virus est à Lyon, il devrait arriver à Marseille dans une quinzaine de jours. »*

Autrement dit, chers Provençaux, courrez vous faire inoculer le vaccin qui sera – paraît-il - efficace pile poil au moment où le virus posera ses valises dans la capitale Phocéenne !

Les observateurs n'indiquent pas le moyen de transport utilisé par la bestiole, 20 kilomètres par jour, ce doit être un marcheur, un chien ou bien encore un pigeon. En tout cas, c'est bien pour ces volatiles que les observateurs « scientifiques » nous prennent, pour ne pas dire des débiles profonds. Malheureusement leurs inepties fonctionnent, encore et toujours pour la même raison : **la peur de la maladie.**

- Endoctrinement

La première force de l'endoctrinement, c'est l'ignorance. Au début du vingtième siècle il y avait, dans nos villes et nos campagnes, trois personnages importants dont on ne remettait jamais la parole en doute : l'instituteur, le curé et le médecin. Tous trois faisaient autorité, notamment parce qu'ils avaient fait de longues études, contrairement à la majorité des individus.

Aujourd'hui, si les deux premiers ont vu leur auréole s'effondrer, le troisième a, lui, conservé une grande partie de son ascendant sur les consciences, tout du moins dans son domaine.

Ainsi, lorsqu'un « hérétique vaccinal » tente de rétablir certaines vérités, se voit-il immédiatement rétorquer : *« Tu ne sais pas de quoi tu parles, tu n'as pas fait d'études de médecine ! »*. *« C'est justement pour ça que je peux en parler –* répond l'hérétique- *car ce que j'ai appris, ton médecin en ignore jusqu'à l'existence ! »*.

L'endoctrinement consiste à user avec régularité de divers moyens de pression psychologique tels que la peur, l'espoir, la culpabilité ou encore le martèlement permanent des mêmes affirmations, en s'employant à **court-circuiter les capacités de réflexion critique** de celui dont on se propose de modifier les pensées, voire la personnalité.

« Fils de bourgeois ou fils d'apôtre, tous les enfants sont comme les vôtres, fils de César ou fils de rien, tous les enfants sont comme le tien… ce n'est qu'après, longtemps après… » Ces paroles de la chanson de Jacques Brel illustrent bien une réalité de tous temps : tous les enfants sont les mêmes à la naissance et c'est ce que l'on inocule dans leurs cerveaux qui fera d'eux soit des esprits libres, soit des êtres conditionnés et donc

esclaves de pensées qu'ils n'ont pu remettre en cause tant l'endoctrinement a été puissant.

En matière vaccinale, l'endoctrinement commence donc dès le plus jeune âge, celui où l'on ne remet jamais en doute l'enseignement des adultes. Années après années, les graines de mensonges sont semées dans le subconscient de chacun. Elles deviendront des certitudes quasiment indestructibles.

Et peu importe l'âge, la classe sociale ou encore le niveau d'études, l'endoctriné ne réagit plus que par son cerveau primitif : le cortex, considérant toute remise en cause du dogme vaccinal comme une atteinte personnelle à son intégrité. La preuve en est que parler des risques des vaccinations c'est toujours déclencher **des réactions passionnelles et irrationnelles.**

Et **l'extrême violence** qui confine parfois à **l'hystérie** de certains partisans des vaccinations à l'encontre des opposants démontre à quel point leur esprit n'est plus du tout capable du moindre raisonnement dès que les dogmes qui ont envahi leur cerveau sont tant soit peu remis en cause.

Depuis plus de 150 ans, les mensonges n'ont pas varié : régression des épidémies, innocuité et protection contre les maladies. Qui n'a pas, au moins une fois dans sa vie entendu la sornette de l'épine de rose qui peut, à coup sûr, vous donner le tétanos. Avez-vous eu connaissance d'hécatombes parmi les horticulteurs ?

L'acte de vaccination est devenu si anodin qu'il s'est même illustré dans un proverbe : « *majeur et vacciné* ».

Il en est pourtant un autre qui s'applique bien mieux à cet acte hautement agressif : « **Répété 10 fois, un mensonge reste un mensonge. Répété 1000 fois, il devient une vérité.** »

Journal télévisé « Soir 3 » du 14 janvier 2011, lors d'un débat sur les médicaments, un professeur en médecine déclare : *« La formation du futur médecin en pharmacologie est nulle ! »*. Son collègue ajoute que, s'il veut compléter sa formation, l'étudiant en médecine doit faire des recherches personnelles.

Etant donné la somme de travail qui est la leur pendant de longues années, rares sont les étudiants qui vont ajouter cette charge de recherche supplémentaire.

Ainsi, chaque futur membre des professions médicales qui a reçu l'endoctrinement vaccinal de tout un chacun depuis son enfance par ses parents, ses éducateurs ainsi que par les media est laissé dans l'ignorance des substances dont il ordonnera l'ingestion par ses patients.

Ainsi le futur médecin, la future infirmière, deviennent-ils les loyaux serviteurs des fabricants de vaccins. Et, dès sa sortie de la faculté, on oblige de la sorte le jeune médecin à contrevenir au serment d'Hippocrate qu'il vient de prêter : « Primum, non nocere... D'abord, ne pas nuire... ».

L'argument de plus fort de la religion pasteurienne, sans cesse répété pour qu'il s'enracine profondément dans l'esprit de tous les futurs inoculés : la vaccination évite des millions de morts. Et beaucoup de prendre cette affirmation à la lettre, sans s'apercevoir de sa complète absurdité. Puisque, en clair, cela voudrait dire que si l'on n'avait pas vacciné 10 millions de personnes, ces 10 millions de personnes seraient mortes !

C'est exactement le même raisonnement absurde contenu dans cette blague :

En France, chaque matin un homme déverse avec application une poudre tout autour de son potager. Intrigué après avoir vu cet étrange manège pendant 15 jours, son voisin lui demande : *« Mais quelle est donc cette poudre que vous versez chaque matin ? »* L'homme lui répond : *« C'est de la poudre anti-éléphants. »* Le voisin poursuit : *« Mais il n'y a pas d'éléphants ici. »* Et l'homme de conclure : *« Evidemment, puisque je mets de la poudre ! »*

En matière d'endoctrinement, la religion pasteurienne n'a rien inventé, elle utilise magistralement le meilleur outil qui soit : LA PEUR. Il semble que le souvenir des grandes épidémies des siècles passés soient inscrit dans nos gênes. Il n'est donc pas difficile de nous convaincre de recevoir des piqûres de pus en nous affirmant que celles-ci nous protègent.

Pour exemple la campagne de vaccination de l'automne 2015 : *« … pour éviter l'hospitalisation : passez à la vaccination… »* et d'insister auprès des personnes âgées qui ont *« … 3 fois plus de risques après 65 ans… »*.

Plus une personne est âgée et plus elle a peur de quitter son domicile et ses proches pour un lit d'hôpital. Jouer sur cette peur est-il humainement acceptable ? Cette attitude n'équivaut-elle pas aux démarcheurs malhonnêtes qui profitent de la faiblesse de nos anciens. **L'abus de faiblesse est condamné par la loi… sauf pour les vendeurs de vaccins ?**

Et que dire de cet homme de 90 ans qui, suivant les recommandations de son médecin, se fit vacciner contre la grippe et l'attrapa dans les jours qui suivirent ? Et que dire de la réponse de son médecin devant la surprise de son patient, sans qu'il ait pratiqué la moindre analyse : *« Ce n'était pas le même virus ! »*

La puissance financière :

Fabriquer un produit que chaque individu d'une population est obligé d'acheter. De quoi toute entreprise industrielle pourrait-elle rêver de mieux ?! Ce produit étant, de plus, remboursé par la Sécurité Sociale…

Des chiffres qui se suffisent à eux-mêmes :

Les vaccinations génèrent un chiffre d'affaires mondial de 42,3 milliards d'euro.

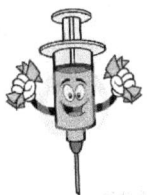

Atteintes à l'intégrité physique :

Difficile d'attenter plus gravement à l'intégrité physique d'un individu qu'en l'obligeant à recevoir du pus par le biais d'une seringue ! A la fin de ce livre, vous trouverez une liste terrifiante des complications engendrées par les vaccinations.

Incontestabilité et infaillibilité de la doctrine :

Emettre le moindre doute sur l'efficacité et l'innocuité des vaccins conduit immédiatement à être traité d'irresponsable, d'ignorant, d'idéologue, de paranoïaque, de fou, d'individu dangereux pour la société.

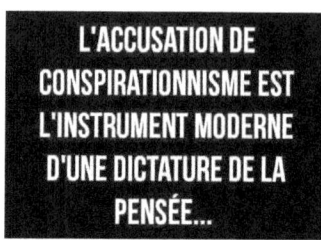

A l'image de son gourou Pasteur, la force de la religion vaccinale et de ses dirigeants est de s'être rallié les Pouvoirs Publics, quelle que soit la couleur politique en place et les différents ministres de la santé qui se sont succédés dans toutes les républiques depuis l'invention du vaccin.

Ainsi ont-ils pu faire voter les lois d'obligation vaccinale, de la manière décrite au début de ce livre. Ainsi retournent-ils l'accusation de secte contre tous ceux qui contestent la doctrine, ce qu'aucun médecin ne prendra le risque de faire officiellement, **au risque d'être purement et simplement frappé d'interdiction d'exercer.** Tout comme l'étudiant dont l'intérêt n'est pas d'étudier les textes des détracteurs, au risque de ne jamais obtenir son diplôme.

Par bonheur nous ne sommes pas dans un pays où les camps de « rééducation » existent, car nous serions quelques millions à y être enfermés.

Contrôle des sources d'information :

Vous êtes-vous déjà demandé pour quelles raisons il n'y a jamais eu de grands débats télévisés ou radiophoniques mettant en présence partisans et opposants aux dogmes vaccinaux ?

Tout d'abord parce, dans leur grande majorité, les media n'échappent pas à l'endoctrinement sur le sujet.

Ensuite parce que les arguments idéologiques et simplistes des tenants du dogme vaccinal viendraient se heurter aux faits scientifiques, aux témoignages et aux statistiques réelles apportés par les médecins qualifiés d'hérétiques.

Or les fabricants de vaccins ne tiennent absolument pas à voir leurs ventes chuter en flèche. Leurs pressions viennent donc étouffer dans l'œuf toute velléité de tels débats.

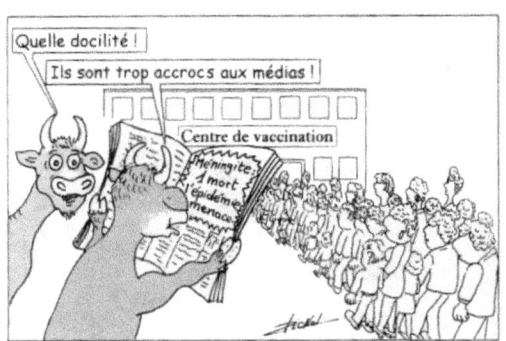

Culte de la personnalité du gourou :

Combien de centaines de milliers de rues, d' avenues, de boulevards ou de places portent-elles le nom de celui que l'on qualifie quasiment de sauveur de l'humanité : Louis Pasteur ? Combien de livres mensongers ont-ils été écrits sur celui qui a lui-même menti sur ses prétendues découvertes et prétendues guérisons ?

On dit pourtant que le chimiste, sur son lit de mort, a reconnu ses erreurs. Trop tard, puisqu'il avait déjà fondé l'institut qui porterait son nom et poursuivrait sa doctrine.

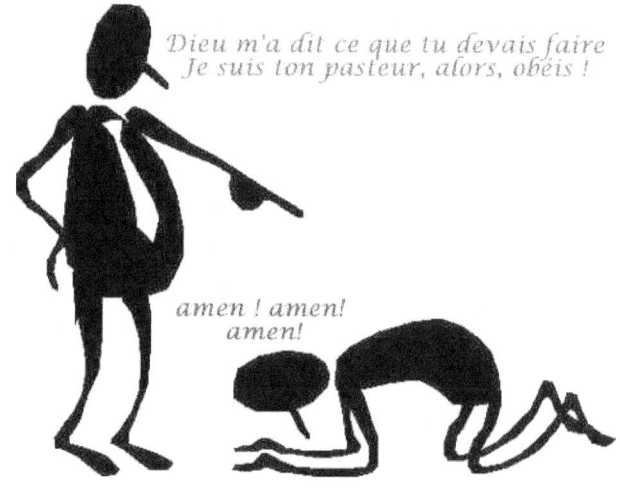

Tentatives d'infiltration des pouvoirs publics :

Combien de décideurs en matière de santé publique ont-ils des liens plus ou moins étroits, plus ou moins révélés, avec l'industrie pharmaceutique ?

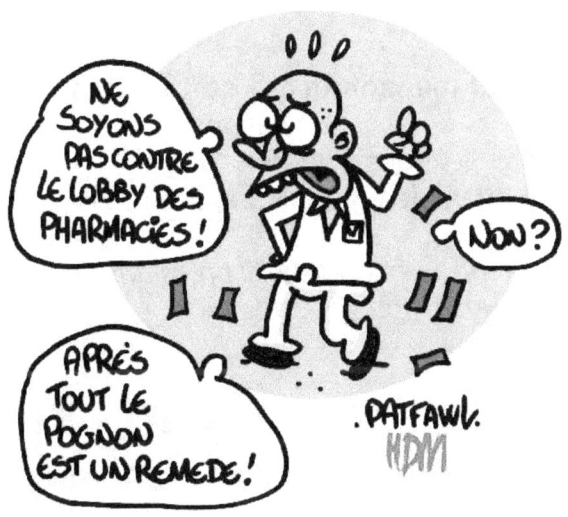

Voilà la théorie vaccinale examinée au travers des 8 critères retenus pour définir une secte.

Comme pour Galilée, faudra t-il attendre encore 200 ans pour que la plus grande aberration médicale du 20e siècle, perpétrée au 21e siècle, soit reconnue comme telle ?

Les faits sont là, les preuves sont là, en surabondance, non reconnues par la médecine officielle, dissimulées aux yeux des bons « patients » que l'on abreuve de mensonges et que l'on empoisonne en prétendant les protéger.

Le principal mensonge qui sert de base à la doctrine vaccinale : « *les vaccinations ont fait régresser les épidémies.* » Vous jugerez de la véracité de cette sentence au vu des graphiques suivants.

« J'ai peur de la maladie et l'on m'affirme que le vaccin m'en protègera, donc j'y crois ! »

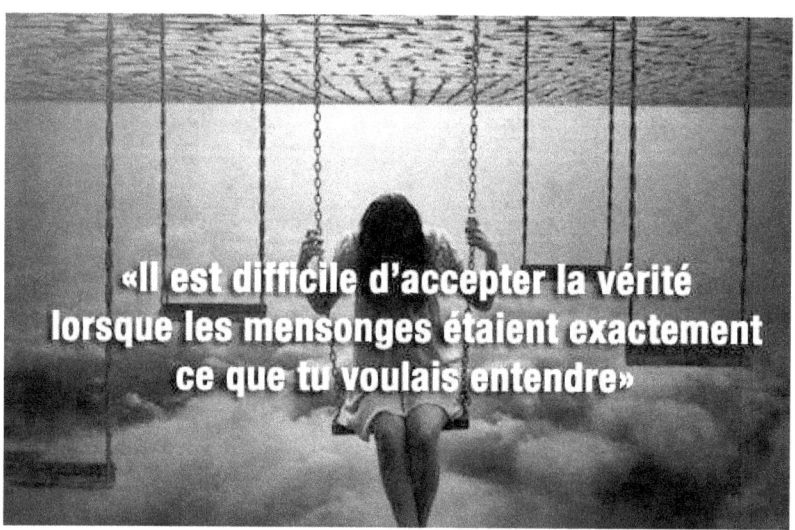

LA REGRESSION DES EPIDEMIES
Source : « L'intoxication Vaccinale » Fernand Delarue

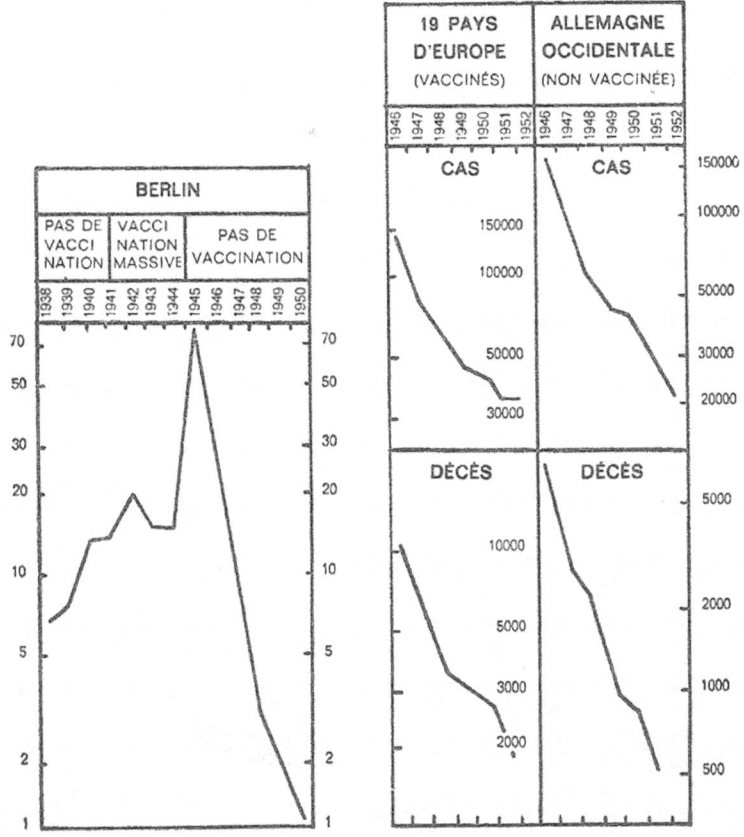

Graphique de gauche : Evolution de la diphtérie à Berlin de 1938 à 1950. Taux de mortalité pour 100 000 habitants. Echelle logarithmique.

Graphiques de droite : Déclin comparé de la diphtérie dans 19 pays vaccinés d'Europe et en Allemagne de l'Ouest non vaccinée de 1946 à 1952. Echelle logarithmique.

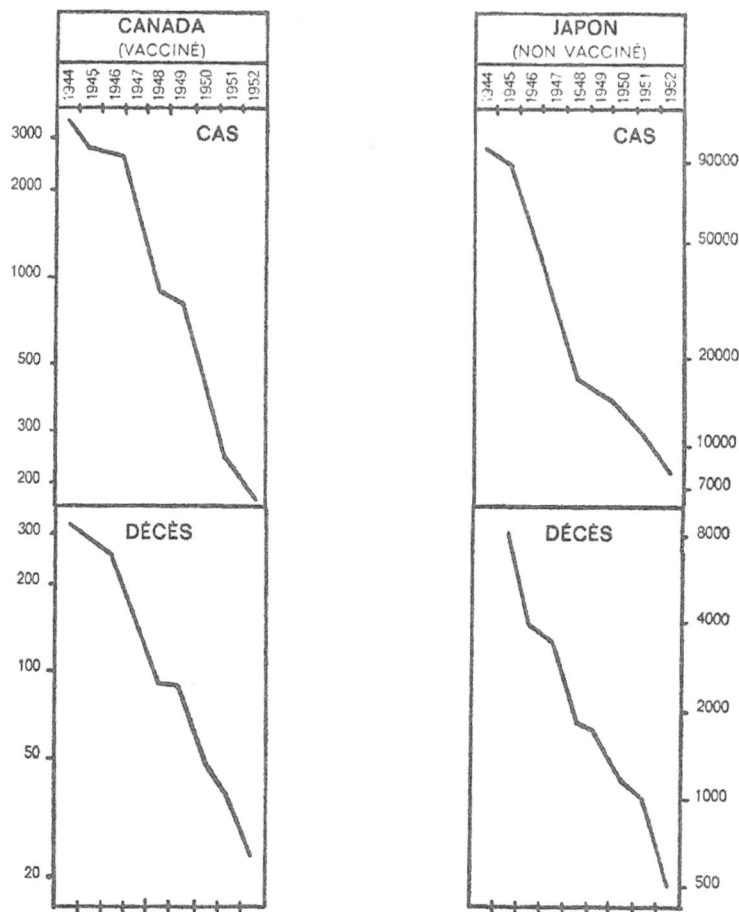

Déclin comparé de la diphtérie au Canada vacciné et au Japon non vacciné de 1944 à 1952. Echelle logarithmique.

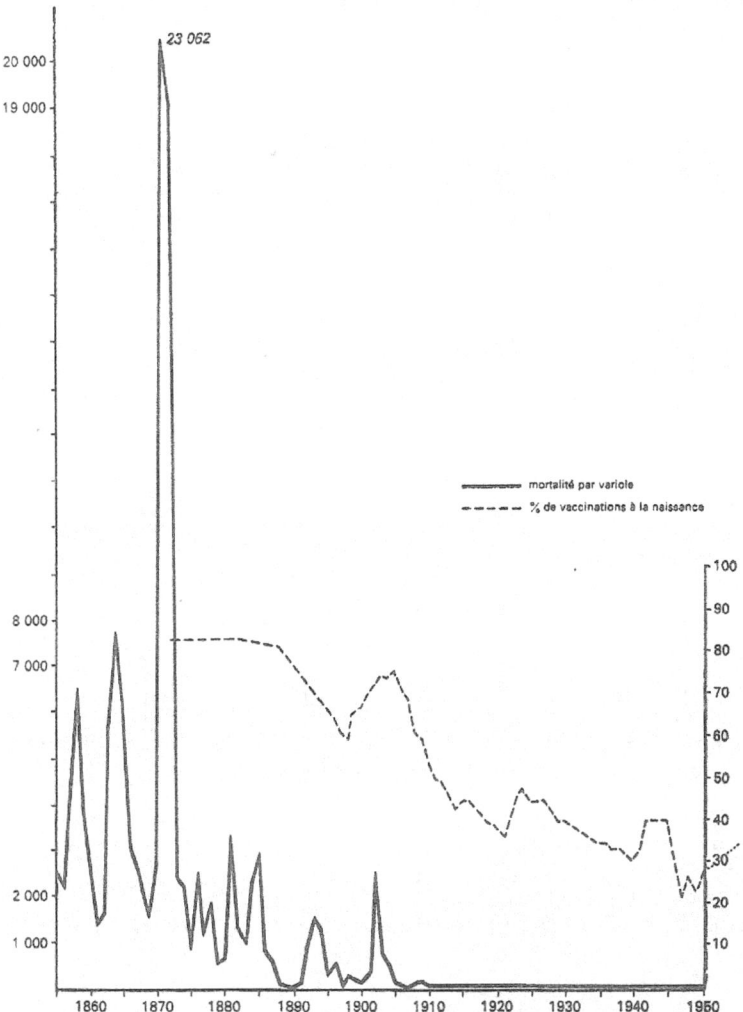

Mortalité par variole (chiffres du ministère de la Santé de Grande Bretagne). 1853 : la vaccination devient obligatoire, 1867 : peines de prison, saisies immobilières, 1875 : loi sur la santé publique (hygiène).

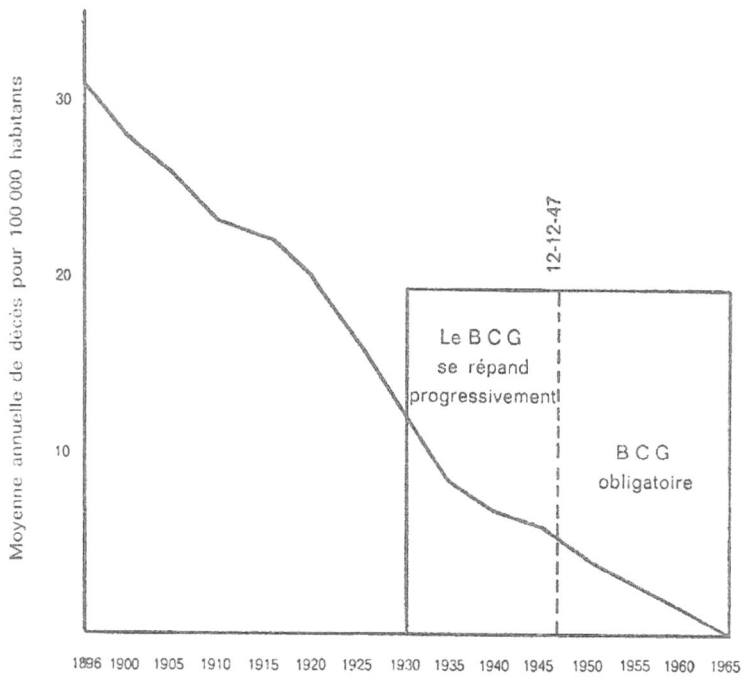

Déclin de la tuberculose en Norvège. Comme pour la diphtérie, seule la partie encadrée est retenue, ce qui permet de mettre le déclin constaté à l'actif du BCG.

La propagande vaccinale occulte purement et simplement le fait que la tuberculose était en forte régression depuis 34 ans, sans aucune vaccination.

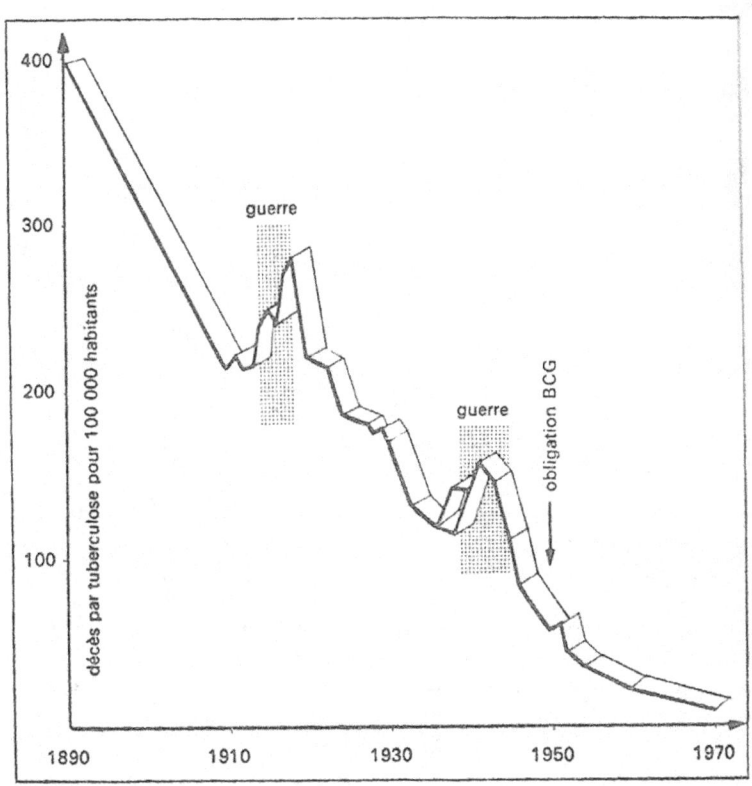

Evolution de la mortalité tuberculeuse en France (chiffres de l'INSERM). Plus que tout autre, ce graphique démontre que lorsque les conditions d'hygiène ne sont plus satisfaisantes, ce qui est toujours le cas en périodes de guerre, les maladies progressent.

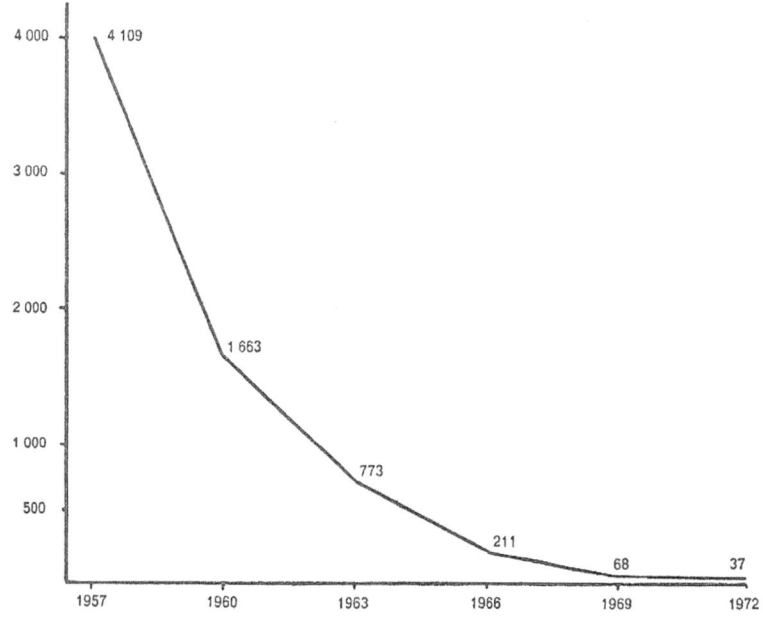

Décroissance des cas de poliomyélite, chiffres de Monsieur Poniatowski, alors ministre de la Santé. Les mêmes chiffres sont présentés dans le graphique suivant, en points-tirets.

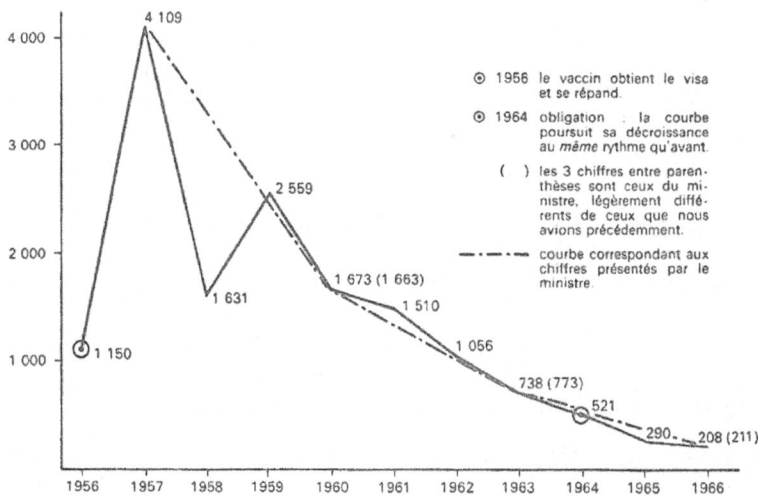

⊙ 1956 le vaccin obtient le visa et se répand.

⊙ 1964 obligation : la courbe poursuit sa décroissance au *même* rythme qu'avant.

( ) les 3 chiffres entre parenthèses sont ceux du ministre, légèrement différents de ceux que nous avions précédemment.

—·—·— courbe correspondant aux chiffres présentés par le ministre.

Encore une fois, comme pour la diphtérie et la tuberculose, la manipulation est évidente puisque le ministre prend comme point de départ l'année 1957, alors que le vaccin se répand à partir de 1956, provoquant une montée sans précédant du nombre de cas.

Et comme il est toujours bon de considérer la courbe de la maladie sur la période la plus longue possible, le graphique suivant est encore plus parlant.

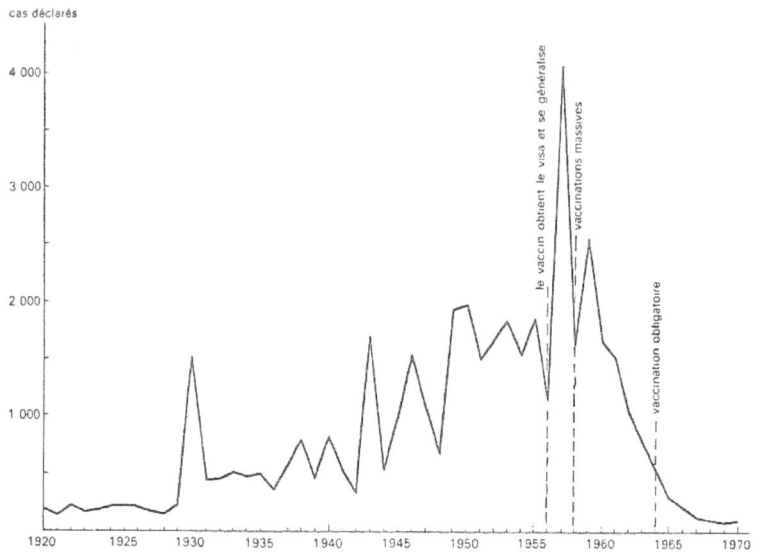

cas déclarés

le vaccin obtient le visa et se généralise

vaccinations massives

vaccination obligatoire

Comme on le voit ci-dessus, à partir de 1962 la courbe continue la décroissance amorcée en 1955 avant la vaccination. Et l'obligation vaccinale de 1964 n'infléchit nullement la marche de la régression.

Comme nous venons de le voir dans ces différents graphiques, le fait qu'une vaccination a fait reculer une épidémie n'est absolument pas démontré, bien au contraire.

C'est pourtant le principal argument mensonger utilisé par la religion vaccinale pour justifier ses pratiques.

Un exemple probant est celui de la variole pour laquelle l'O.M.S. a dû cesser ses campagnes de vaccination de masse aux résultats catastrophiques pour les remplacer par de simples mesures d'isolement qui, elles et elles seules, sont parvenues à éradiquer l'épidémie.

C'est ainsi que la variole a disparu et les vaccins n'y sont pour rien, si ce n'est d'avoir contraints des centaines ou milliers d'enfants à passer leur vie entière recroquevillés dans un fauteuil roulant suite à l'encéphalite post-vaccinale que leur ont infligés cette injection soit-disant inoffensive.

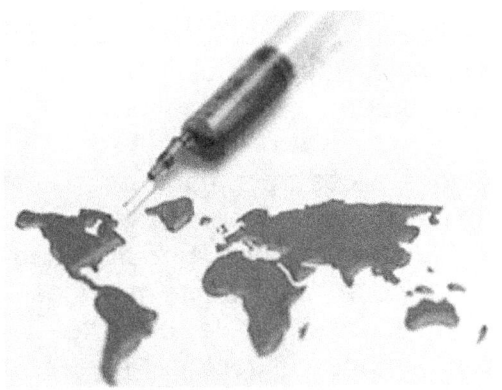

Diphtérie – Tétanos – Poliomyélite

Ce sont les 3 vaccins encore obligatoires en France, du moins lorsque celui qui les combine sera disponible puisque, à l'heure où ce livre est écrit, il n'y a plus de DTP en stock et il faut se faire injecter 3 vaccins supplémentaires (Hépatite B, Coqueluche et Grippe). L'avantage pour les laboratoires étant évidemment de vendre ce dernier vaccin 7 fois plus cher, soit 39,04 euro au lieu de 5,76 euro.

Mais revenons à ces trois maladies : Diphtérie, Tétanos et Poliomyélite pour lesquelles le vaccin est non seulement dangereux mais surtout totalement inefficace et inutile puisque ces trois maladies peuvent être soignées et guéries par le chlorure de magnésium, comme l'on démontré le docteur Neveu et ses disciples.

Le seul problème pour les finances des laboratoires est que le coût d'un traitement par du chlorure de magnésium est absolument dérisoire (aux environs d'un ou deux Euro)…

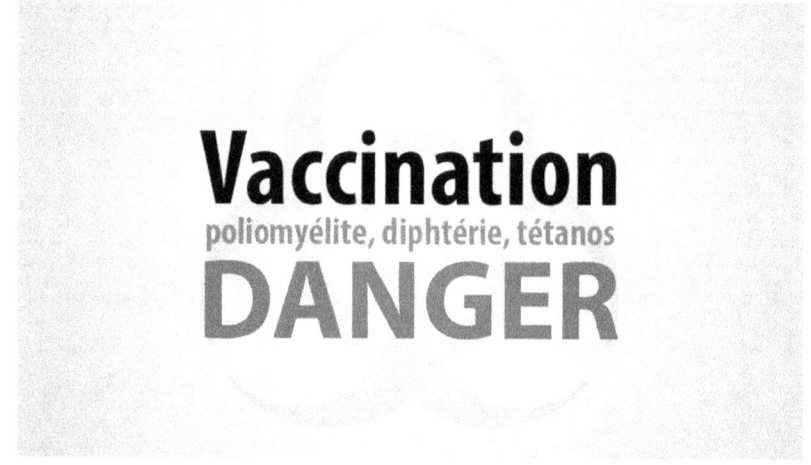

DIPHTERIE :

Auguste Neveu est né dans l'île d'Oléron en 1885. Il fait ses études à la faculté de médecine de Bordeaux dont il sort major de sa promotion. Après avoir servi dans la marine comme médecin commandant, ce qui lui valut d'être décoré de la Légion d'honneur, il ouvre un cabinet dans son département natif de Charente-Maritime, à Rochefort.

Marié ensuite à une habitante du village proche de Breuil-Magné, il s'y installe, et comme bien souvent, à cette époque, les médecins de campagne sont également sollicités par leurs patients pour soigner les animaux.

Le docteur Neveu, ayant eu connaissance des publications du professeur Delbet à l'Académie de médecine, expérimente en 1932 l'emploi du chlorure de magnésium pour soigner un veau atteint de fièvre aphteuse et un chien ayant la maladie de Carré, parfois appelée « poliomyélite du chien ».

Le veau et le chien étant guéris, le docteur Neveu se met alors à soigner les maladies infectieuses de ses patients avec le chlorure de magnésium, **guérissant bronchites, pleurésies, angines et maladies infantiles.**

C'est alors que survient la terrible épidémie de grippe de l'hiver 1935, connue pour ses graves complications broncho-pneumoniques. **Les patients du docteur Neveu sont guéris grâce au chlorure de magnésium**, inversement aux malades grippés de ses confrères soignés de façon classique, et sa réputation se répand dans toute la région.

Encouragé par ses résultats, il étend avec succès la prescription de chlorure de magnésium à d'autres maladies, en particulier **la diphtérie et la poliomyélite** faisant des ravages à cette époque

Surnommé « le docteur miracle », notamment pour les résultats fabuleux qu'il obtînt dans les cas de poliomyélite, **ses travaux ne furent pourtant jamais reconnus par l'Académie de médecine.**

En 1932 encore, il fait prendre du chlorure de magnésium à l'une de ses patientes dont il soupçonne qu'elle soit atteinte de diphtérie. Il écrit : *« Je fus surpris, le lendemain matin, de constater la guérison totale de Ghislaine avant que le résultat d'analyse positive au bacille de Loeffler (diphtérie) me fût communiqué par le laboratoire. »*

Après une série de recherches et d'expérimentations couronnées de succès et la conscience **qu'il pouvait aider à sauver des milliers d'enfants**, le docteur Neveu voulu ardemment faire présenter un rapport à l'Académie de médecine par l'intermédiaire du professeur Delbet qui en était membre.

Les lettres suivantes, écrites par le docteur Delbet au docteur Neveu, font éclater les véritables et scandaleuses motivations de l'Académie de médecine de l'époque.

Le 14 juin 1944

Mon cher confrère,

Le bureau de l'Académie de médecine fait des difficultés imprévues et incroyables pour me laisser présenter votre travail en votre nom.

Réglementairement, tout travail qui n'est pas un membre de l'Académie doit être soumis préalablement au Conseil. J'ai donc envoyé le vôtre au dit Conseil. Habituellement, c'est une simple formalité. Jusqu'ici, je n'avais jamais rencontré la moindre difficulté.

Or, hier on m'a fait savoir que votre travail devait être soumis à je ne sais quelle commission d'hygiène. Je n'ai pu voir là qu'une manœuvre dilatoire destinée à empêcher ou au moins à retarder la publication…

J'ai déclaré que je ferais la communication en mon nom et que j'entendais la faire mardi prochain. Je ne sais si j'obtiendrai gain de cause.

Le 20 juin 1944

Une scène violente, presque dramatique, unique en son genre vient de se passer à l'Académie de médecine. Je vous ai écrit toutes les péripéties qui ont précédé l'inscription à l'ordre du jour de ma communication, ou plutôt de la vôtre.

Enfin j'étais à l'ordre du jour. Mais au commencement de la séance le président a déclaré qu'il ne pouvait donner la parole à une communication sur le traitement de la diphtérie par le chlorure de magnésium.

Après une longue et pénible discussion publique, j'ai obtenu de lire ce que j'avais écrit. J'ai donc fait une lecture – mais le président a déclaré que le bureau se réservait le droit d'en interdire la publication et qu'il notifierait sa décision mardi prochain.

Vous voyez que j'avais raison de penser que le bureau voulait faire de l'obstruction. Ma communication est rédigée dans des termes tels qu'il me paraît difficile d'en refuser l'insertion dans les bulletins. Cependant, il faut s'attendre à tout de la part des gens animés d'un tel parti-pris.

Le 16 novembre 1944

Mon cher confrère,

*... La publication de ma communication du 20 juin est définitivement refusée. Le Conseil de l'Académie a trouvé après six mois de réflexion l'argument suivant : **en faisant connaître un nouveau traitement de la diphtérie, on empêcherait les vaccinations et l'intérêt général est de généraliser ces vaccinations.***

Le Conseil avait la prétention de ne pas même mentionner ma communication dans le bulletin. J'ai protesté énergiquement. Ma communication ayant été lue en séance publique, le titre doit figurer dans le bulletin. J'ai demandé qu'après le titre, on indiquât que la publication avait été refusée. Je n'ai pu obtenir satisfaction sur ce dernier point. C'est très significatif. On refuse la publication, mais on ne veut pas prendre la responsabilité du refus.

16 Nov. 1944,

La publication de ma communication du 20 juin est définitivement refusée - Le conseil de l'Académie a trouvé après six mois de réflexions l'argument suivant : En faisant connaître un nouveau traitement de la diphtérie, on empêcherait les vaccinations et l'intérêt général est de généraliser ces vaccinations. Le conseil avait la prétention de ne pas même mentionner ma communication dans le bulletin. J'ai protesté énergiquement - Ma communication ayant été lue en séance publique, le titre doit figurer dans le bulletin - J'ai demandé qu'après le titre, on indiquât que la publication avait été refusée - Je n'ai pas obtenu satisfaction sur le dernier point. C'est très significatif.

Pierre Delbet.

FAC-SIMILÉ VERIFAX
agréé par le Ministère
de la Justice
Arrêtés des 28-8-57
et 26-9-62

Incroyable aveu de l'Académie ! Difficile de trouver témoignage plus éclatant ! **Voila comment les dirigeants de la religion pasteurienne on étouffé un traitement qui aurait pu sauver des milliers d'enfants mais qui aurait porté atteinte à la vente des vaccins.** Lorsqu'il s'agit d'assurer le succès des vaccinations, peu importe que des milliers de vies humaines soient en jeu. Cela prouve quels puissants intérêts ont dicté sa conduite à l'Académie de médecine de l'époque.

Plus grave encore, bien que, à partir de 1943, le docteur Neveu eût constaté que le chlorure de magnésium **guérissait aussi la poliomyélite en 48 heures,** dès lors qu'il était administré dès l'apparition des premiers symptômes, il ne parvint jamais à propager sa méthode.

Nous étions à l'époque du lancement du vaccin antipolio français. Comme cet évènement est toujours appuyé par une écrasante campagne médiatique qui brandit la menace de mort, le public tremblant fut immédiatement convaincu de passer à l'injection.

Mais que serait-il advenu de la vaccination si les Français avaient appris que la maladie, prise à son début, **se guérit plus facilement qu'un rhume de cerveau** et sans laisser de séquelles ?

Nous connaissons la réponse : les laboratoires auraient du renoncer à des centaines de millions de chiffre d'affaires.

Les guérisons obtenues avec le traitement au chlorure de magnésium (méthode cytophylactique), bien que publiées dans une brochure par le docteur Neveu, ne parurent jamais dans aucune revue de société médicale. **Pire, le Professeur Lépine n'hésita pas à mentir pour détourner de cette méthode toutes celles et ceux qui pourraient éventuellement s'y intéresser.**

Ainsi publia t-il l'article suivant dans la République du Centre, puis dans la Gazette de Lausanne le 10 juin 1959 : *« Affirmer aux familles qu'elles pourraient, le moment venu, guérir la poliomyélite avec une méthode simple (administration d'un sel de magnésium) alors que l'inefficacité totale de cette méthode est amplement démontrée, constitue une pure et simple escroquerie morale. »*

Par l'intermédiaire de Henri Geffroy, fondateur de la Vie Claire, Monsieur Clerc proposa alors que le débat soit tranché par un jury d'honneur, composé par moitié de médecins choisis par les deux parties. On pourrait ainsi sélectionner un certain nombre de malades atteints de polio, acceptés sans contestation par chaque membre du jury, et le docteur Neveu les soignerait.

S'il échouait, on publierait cet échec et sa méthode, reconnue illusoire et erronée, s'enfoncerait dans le néant de l'oubli. Mais s'il réussissait à guérir la polio comme il le prétendait, alors il faudrait faire connaître partout son succès, afin qu'aucun malade ne soit privé de ses chances de guérison.

Le docteur Neveu répondit par retour du courrier que c'était là son vœu le plus cher et qu'il se tenait prêt à subir ce test. Mais le professeur Lépine nia avoir porté une accusation contre le docteur Neveu, affirma avoir expérimenté la méthode dans son laboratoire et refusa le jury d'honneur, estimant ***« toute nouvelle expérimentation superflue. »***

Dire que ce sont de telles attitudes qui ont façonné la médecine actuelle, bafouant la Science comme il n'est pas permis !

Aujourd'hui encore des chercheurs, professeurs et médecins de tous pays du monde sont insultés et traités d'idéologues lorsqu'ils veulent démontrer le danger des vaccinations, mettant par là-même leur carrière en danger.

Mais les idéologues ne sont-ils pas tous ceux qui suivent aveuglement les dogmes erronés d'un chimiste obscurantiste qui a cru à la génération spontanée, d'un voleur qui n'a strictement rien compris aux découvertes qu'il a volées.

Et si nous sommes des idéologues, pourquoi ne pas saisir l'occasion de grands débats télévisés pour nous ridiculiser une bonne foi pour toutes et faire ainsi revenir à la raison tous ceux qui doutent de la bienfaisance des vaccins ? **Que craindraient donc des scientifiques face à des idéologues ? De quoi auraient-ils peur ?**

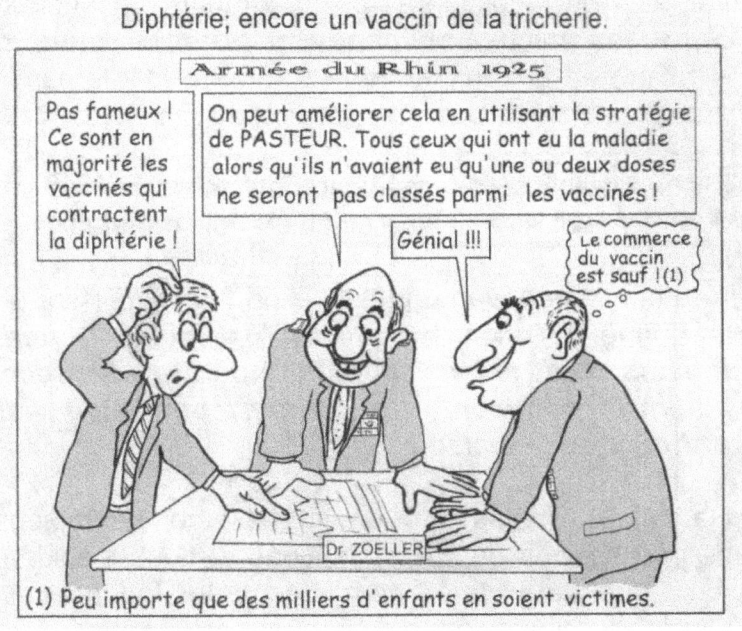

Diphtérie; encore un vaccin de la tricherie.

TETANOS :

En toute logique, le docteur Neveu pensait que la méthode la plus simple pour détruire un anaérobie, c'est de lui envoyer beaucoup d'oxygène, en particulier avec un oxygénant puissant : le magnésium.

Collaborateur du docteur Neveu, le docteur Chavannon, médecin chef aux hôpitaux de Paris publia notamment ce rapport : « *L'homme en phase terminale était révulsé en lame de ressort sur une table avec le trismus de la mâchoire, et la respiration courte. Je lui fis une intraveineuse avec 5 g de chlorure de magnésium dissout dans 20 ml de sérum physiologique ; l'injection fut effectuée en 20 minutes (1 ml par minute). Quelques minutes après que l'injection fut terminée, l'homme se relâcha et s'assit tranquillement ; il me demanda une cigarette et se leva.* »

Comme la diphtérie ou la poliomyélite, le tétanos peut donc être guéri même en phase terminale. Mais gare au médecin qui appliquerait ce traitement, il risquerait fort d'être, au mieux, **suspendu pendant 6 mois pour « infraction au protocole »**, comme ce fut le cas il y a quelques années pour un praticien du Finistère.

En dehors du corps médical, peu de personnes savent que l'on peut être victime plusieurs fois du tétanos, c'est-à-dire que la maladie elle-même n'immunise pas. L'authentique savant qu'était le professeur Tissot posait la bonne question : ***« Puisqu'un malade guéri du tétanos n'est jamais immunisé contre une seconde atteinte, comment un vaccin pourrait-il mieux protéger de la maladie ? »***

De plus, le tétanos étant une maladie non contagieuse, il ne peut y avoir de contaminations et donc d'épidémies. Alors quel est l'intérêt, hormis celui des laboratoires, de vacciner une population entière de nourrissons ?

Allons plus loin, afin de prouver qu'une anatoxine est protectrice, il faut faire des expériences. Et bien une seule a été suffisante, réalisée par Gaston Ramon, pour établir que le vaccin était efficace. Il administra une forte dose de toxine tétanique à des lapins puis leur injecta une dose d'anatoxine tétanique. Comme les lapins survécurent, il en conclut que le vaccin était protecteur.

Il a tout simplement oublié que la toxine émise par le bacille ne circule pas dans le sang (milieu aérobie). En injectant la toxine, il l'a fait circuler dans le sang où effectivement elle a rencontré des anticorps engendrés par l'anatoxine.

Or, lors du tétanos-maladie, la toxine **demeure dans la plaie anaérobie** et se trouve ensuite propulsée dans les voies nerveuses, inaccessibles aux anticorps.

Dire que le vaccin est immunisant est un énorme mensonge, une supercherie médicale que personne n'a jamais relevé, ce qui permet de vacciner en masse adultes et enfants.

S'il a disparu des pays industrialisés depuis longtemps, le tétanos des nouveaux-nés persiste dans quelques pays où l'hygiène est inexistante. La Chine a pu réduire de 90% le nombre de décès par tétanos néonatal grâce à la stratégie des « 3 P « : propreté des mains, propreté du cordon, propreté de la table d'accouchement.

Mais au lieu de promouvoir l'éducation à l'hygiène, l'O.M.S. conseille et soutient des campagnes de vaccination massive.

Particularité du vaccin antitétanique révélée par une expérience menée à Vienne (Autriche) en 1984 : il affaiblit le système immunitaire. Un simple rappel antitétanique est capable de déséquilibrer le rapport entre les lymphocytes CD4 et CD8 (ceux qui sont impliqués dans le SIDA) le 14ème jour environ après l'injection.

Il y a des dogmes qui ont la vie dure, celui de la vaccination antitétanique est l'un des plus indéboulonnables. *« S'il y a un vaccin à faire, c'est bien celui contre le tétanos »,* tel est le langage de l'orthodoxie médicale qui entraîne l'adhésion de la majorité de la population.

La notion de polymorphisme microbien défendue par le professeur Béchamp fut reprise par le professeur Jules Tissot au début du 20e siècle. Il émit l'hypothèse que le bacille du tétanos, le *Clostridium tetanii*, résulterait de la transformation du colibacille *Escherichia coli* qui colonise l'intestin des hommes et des mammifères, ce qui ferait du tétanos une maladie endogène. **Cela expliquerait pourquoi les grands brûlés peuvent faire un tétanos.**

Le chlorure de magnésium est immuno-stimulant car il aide à la formation des anticorps, il est anti-infectieux en stimulant la phagocytose, il est restaurateur de terrain puisqu'il bloque la prolifération des germes, il est encore régulateur nerveux en normalisant l'excitabilité des nerfs, sédatif naturel et antidépresseur et enfin stimulant général de l'organisme car il augmente la résistance et l'activité des cellules.

Françoise Joët écrit dans son ouvrage : Tétanos : le mirage de la vaccination :

« En 1959 Edsall parlait déjà de l'échec du vaccin. Goulon en 1972 a vu 10 sur 64 patients vaccinés contracter le tétanos. Même chose chez Berger en 1978 qui a noté diverses observations sur des patients bien vaccinés qui avaient malgré tout contracté le tétanos.

Passen et Andersen en 1986 citent le cas d'un homme de 35 ans qui avait contracté le tétanos malgré un taux d'anticorps 16 fois supérieur au seuil considéré comme protecteur. Il avait reçu tous les rappels dans son enfance et tous les rappels réguliers jusqu'à 4 ans avant l'accident.

Crone et Reder en 1992 décrivent 3 patients qui ont contracté un tétanos grave malgré un titrage d'anticorps élevé. Un de ces patients est mort. 2 d'entre eux avaient été vaccinés un an avant de contracter la maladie. L'un avait été délibérément hypervacciné afin de produire commercialement des globulines antitétaniques…

Très intéressante également cette constatation recueillie en Finlande: de 1969 à 1985, 106 cas de tétanos, ont été déclarés…66 % étaient vaccinés…

On constate que toutes les vaccinations, y compris la vaccination antitétanique sont susceptibles de provoquer des formes bâtardes de la maladie, avec des symptômes déroutants et un état pathologique de difficile description.

Le chlorure de magnésium est certainement le produit qui guérit avec le plus de succès le tétanos, ainsi que d'autres maladies infectieuses comme la diphtérie, la poliomyélite… »

POLIOMYELITE

Puisque la maladie a disparu de l'Europe en 2002, pourquoi faudrait-il continuer à se vacciner ? C'est aussi le cas sur tout le continent américain et dans le Pacifique occidental, Chine comprise.

Pour justifier la poursuite du programme vaccinal, on nous raconte qu'il faut *« éradiquer le virus de la surface de la planète. »* Comme si l'homme pouvait éradiquer un virus ! Les virus sont partout et celui de la polio est toujours bien là. **La circulation du virus sauvage demeure la meilleure des protections puisque sa présence dans nos intestins nous immunise naturellement.**

On nous brandit évidemment l'argument de la « couverture vaccinale » qui protégerait la collectivité. Cet argument est pourtant totalement fallacieux !

C'est peut-être en 1956 que cette hypothèse a obtenu sa sacralisation, par la déclaration que Monsieur Poniatowski fit à Chatou : *« Si vous vaccinez toute la population infantile, au-delà de 85%, vous rompez la chaîne de contagion et il n'y a plus de diffusion du virus... Si vous ne vaccinez pas les enfants, ils deviennent porteurs de virus qu'ils disséminent autour d'eux. »*

Bien que cette théorie soit séduisante, elle n'est pourtant nullement corroborée par les faits. L'exemple de la Grande Bretagne en est l'éclatante démonstration. Devant l'échec des vaccinations antivarioliques, ce pays a progressivement cessé de vacciner, d'où la prophétie des milieux vaccinalistes d'une catastrophe imminente.

En 1925, Bernard Shaw, grand adversaire des vaccinations, décrit avec quelle impatience triomphante les partisans de la vaccination attendent l'arrivée de la prochaine épidémie puisque la proportion des vaccinés est tombée à 40%. Et c'est le contraire qui se produit : non seulement il n'y a aucune épidémie, **mais la variole régresse jusqu'à disparaître totalement, dans un pays de moins en moins vacciné !**

En 1949, toutes les lois d'obligation sont abrogées et la liberté est à nouveau accordée aux citoyens britanniques, et en 1973, le ministre de la Santé anglais déconseille la vaccination alors que le couverture immunitaire n'atteignait pas 5%, **ce qui n'a nullement entraîné le retour d'une épidémie.**

Mais il faut croire que, comme pour le nuage de Tchernobyl qui s'est arrêté à notre frontière, il en est tout autrement en France puisqu'en 1975 la ministre de la Santé déclare à l'assemblée nationale : *« Il est nécessaire de poursuivre la pratique des vaccinations, car la circulation des germes persiste et l'on observe que les épidémies réapparaissent dès que la couverture immunitaire globale de la population décroît. »*

Mais revenons à la polio où, lorsque quelques cas refont surface en Inde ou en Afrique, on nous explique que c'est dû à une vaccination insuffisante alors que **la vaccination y est massive grâce à l'Unicef, le Rotary ou la Fondation Bill Gates.**

En Hollande, en 1978 et 1992, les rarissimes foyers infectieux sont attribués à des sectes opposées à la vaccination. En vérité, la majorité de ses membres était dûment vaccinée et aucun cas n'a été relevé parmi les 400.000 personnes non vaccinées pour d'autres motifs que religieux.

La vérité, c'est qu'il y a de multiples contre-exemples (Oman, Finlande, Israël...) montrant que la polio redémarre après des campagnes de vaccination ou qu'elle se développe dans des populations vaccinées.

Dans deux cas (l'ile de Madère dans les années 60 et l'Albanie dans les années 90), la coïncidence entre l'arrivée du vaccin et le retour de la poliomyélite fut absolument flagrante.

En France, le nombre de décès parmi les sujets atteints a explosé à partir de 1964, date de l'obligation vaccinale.

Comme beaucoup de vaccins, le développement de celui de la polio a occasionné de lourdes pertes humaines. Le vaccin Salk, notamment, fut à l'origine d'une véritable hécatombe en 1955 en Californie : 220.000 contaminations, 70.000 malades, 164 paralysies sévères et au moins 10 décès.

Pour d'autres préparations vaccinales, ce sont des handicapés, des prisonniers et des enfants africains qui ont servi de cobayes. **Cultivé sur des reins de singe , le vaccin oral Sabin a été testé sur 80 millions de personnes.** Or il contenait, ce qu'on ne savait pas à l'époque, des rétrovirus très semblables au HIV, virus du sida.

La polio apparaît toujours lorsque les conditions d'hygiène sont insuffisantes, notamment quand il n'y a pas d'égout ou d'eau courante. Sa disparition trouve très probablement sa cause majeure dans le développement des adductions d'eau potable et des réseaux d'assainissement . Comme ironise volontiers le virologue Peter Duesberg, la victoire sur les maladies infectieuses est bien plus l'œuvre des plombiers que des médecins.

Actuellement, dans les pays occidentaux, il n'y quasiment plus que **des polios vaccinales,** c'est-à-dire provoquées par le vaccin. Et dans le tiers-monde, la sensibilité aux virus sauvages a clairement augmenté suite aux vaccinations antipolio.

La véritable prophylaxie de la poliomyélite repose sur de simples mesures d'hygiène et sur l'abandon de la vaccination. Et quand la maladie se déclare, il y a encore moyen de la guérir. **Le plus énorme mensonge par omission de la propagande vaccinaliste : la polio est incurable alors qu'elle est au contraire facilement combattue.**

Il existe trois méthodes pour lutter contre la polio :

- Celle du docteur Neveu, au moyen du chlorure de magnésium,
- Celle du docteur Fred R. Klenner qui, en 1948, en Caroline du nord, utilisa la vitamine C en injection de doses massives (plusieurs dizaines de grammes par jour) sur 60 malades qui guérirent tous sans séquelles en 3 à 5 jours. Il fit connaître sa méthode lors de la session annuelle de l'American Medical Association et publia ultérieurement plusieurs articles sur le sujet, mais le manque d'intérêt de la part de la presse scientifique et des spécialistes faisant autorité dans le domaine à une époque où tout le monde pensait plutôt à la possibilité d'une vaccination, fit qu'il fut peu suivi et sa méthode tomba dans l'oubli .
- Celle du docteur Pilette qui suggère un supplément d'iode. Dans les années 50, plusieurs médecins ont testé avec succès ce type de traitement parce que la polio semblait davantage régner dans les pays n'ayant pas accès à le mer, comme la Suisse et l'Autriche. A l'instar du chlorure de magnésium et de la vitamine C, l'oligo-élément marin fut cependant balayé par

l'invention des différents vaccins, beaucoup plus rentables que des molécules non brevetables.

En conclusion, si ces trois méthodes sont tombées dans l'oubli, c'est parce que les laboratoires pharmaceutiques n'ont aucun intérêt à les exploiter.

Si vous en avez la curiosité, demandez à votre médecin traitant si, au cours de ses longues études, il a entendu parler de ces méthodes et de leurs inventeurs. Dans la négative, il fait partie des victimes de la désinformation et la soif de profits continue à menacer tous les enfants par le DTP, vaccin dangereux, inutile et inefficace.

MORT SUBITE DU NOURRISSON

La Mort subite et inexpliquée du nourrisson (MSIN) est le décès brutal d'un nourrisson qui survient de façon inattendue et pour lequel des examens complets post-mortem ne peuvent révéler de cause précise à la mort. Le plus souvent, il s'agit d'un nourrisson âgé de 2 à 4 mois, trouvé mort dans son berceau.

Dans son ouvrage « Vaccination, Social Violence and Criminality- The Medical Assault on the American Brain » (1990) , Harry L. Coulter, historien de la médecine, écrit :

« Nous estimons que 1 000 bébés au minimum meurent chaque année de ce vaccin (DTP), alors que 12 000 enfants deviennent handicapés à vie. Nos chiffres n'ont jamais été contestés par l'establishment médical… Ce programme se poursuit tous les jours, des centaines de bébés en parfaite santé sont ainsi transformés en êtres déficients : retardés mentaux, aveugles, sourds, ,épileptiques, infirmes, instables, futurs délinquants, criminels avérés. Tout ceci peut paraître terriblement exagéré ; il s'agit cependant de conclusions tout à fait sérieuses et modérées essentiellement basées sur les preuves accumulées dans les pages qui suivent… Toute vaccination est susceptible de provoquer une encéphalite légère ou grave… Si quelque ennemi étranger avait infligé pareils dégâts au pays, une déclaration de guerre s'en serait immédiatement suivie… »

Harry L. Coulter écrit 1 000 bébés en 1990 et nous sommes en 2016. Etant donné l'augmentation affolante du nombre de campagnes vaccinales, ce nombre de 1000 bébés doit être, hélas, largement multiplié aujourd'hui.

Déjà En 1970, le docteur Archie Kalokerinos, du Biological Research Institute d'Australie, et son confrère le docteur Glen Dettmann ont découvert un lien évident entre la déficience immunologique provoquée par la vaccination et le syndrome de la mort subite et inexpliquée du nourrisson.

Le 24 mai 1987, le Dr Kalokerinos a lancé un cri d'alarme dans le journal Sunwell Tops au sujet du vaccin contre la coqueluche : *« C'est le pire de tous. Il est responsable d'un grand nombre de mortalités et d'un grand nombre de dommages cérébraux irréversibles chez les nouveau-nés. »*

Après des années d'observation, l'Australienne Viera Scheibner a mis au point, avec l'aide de son mari ingénieur, un appareil de monitoring capable de surveiller la respiration des nourrissons afin de prévenir la mort subite. Dans son livre « Vaccination », publié en 1993, elle a apporté la preuve de la responsabilité du vaccin DTCoq dans ce syndrome.

Dans le Concours Médical du 25 mars 1995, le docteur P. Touze ose cependant écrire : *« [...] je crois qu'il faut cesser d'incriminer les vaccins dans la survenue de la mort subite inexpliquée du nourrisson.* **C'est mauvais pour le moral de la population vaccinée... et pour celui des vaccinateurs.** *»* Pour ce médecin, la mort de nourrissons est donc moins importante que le moral des vaccinateurs. A vous de juger.

Michael Belkin, Président de Belkin Limited, firme d'investissements mondiaux, est un homme d'affaire important aux USA. Depuis le décès de sa petite fille à l'âge de cinq semaines, 15 heures après avoir reçu sa deuxième injection du vaccin anti-hépatite B en septembre 1998, il s'est investi dans la recherche des causes réelles de sa mort et des mensonges des organismes de santé de son pays qui n'ont rien à envier aux nôtres.

Il a été choqué par le rapport d'autopsie. Le médecin légiste de New York décréta qu'il s'agissait du MSIN, mais il a négligé de mentionner dans son rapport que le bébé avait un œdème du cerveau et qu'elle venait de recevoir le vaccin anti-Hépatite B, alors que le jour de l'autopsie, le coroner avait bien confirmé que le cerveau était hypertrophié.

« À travers de multiples discutions avec d'autres pathologistes expérimentés, j'ai découvert ultérieurement qu'un œdème du cerveau est un effet secondaire classique de la vaccination (avec n'importe quel vaccin) dans la littérature médicale. »

Le 3 novembre 1973, la revue française La Gazette médicale avouait : *« C'est parce que le risque d'accident neurologique post-vaccinal est plus élevé que celui de mort ou de dommages encéphalo-pathiques dus à la coqueluche elle-même, que les Suédois et les Allemands ne préconisent plus cette vaccination et que le Proffesseur Gordon Steward multiplie les communications et les interventions pour qu'on n'y expose plus les bébés anglais. »*

Mais les bébés français n'ont pas la chance de bénéficier des mêmes mesures de protection ! Les Allemands ont finalement supprimé de leur calendrier vaccinal la vaccination généralisée contre la coqueluche. Pour eux, la régression de la coqueluche n'a rien à voir avec la vaccination qui présente plus de dangers que la non vaccination.

Le professeur Ehrengut qui étudie les complications de la vaccination depuis 35 ans pense qu'elles sont largement sous-estimées (Quick-Nachrichten n° 51 du 11 décembre 1975).

En différant la vaccination contre la coqueluche après l'âge de deux ans, les Japonais ont constaté une baisse très importante de la mort subite et inexpliquée du nourrisson, ce qui prouverait bien que le vaccin joue effectivement un rôle dans le syndrome (J. D. Cherry « Pertussis vaccine encephalopathy « Jama - 1990).

Voici deux tableaux issus d'un rapport des laboratoires britanniques GSK (GlaxoSmithKline).

http://ddata.over-blog.com/xxxyyy/3/27/09/71/2012-2013/confid.pdf
http://initiativecitoyenne.be/article-infanrix-hexa-le-document-confidentiel-accablant-113251207.html

Le premier tableau concerne des décès collectés après des vaccinations Infanrix Hexa entre le 23 octobre 2010 et le 22 octobre 2011.

Le second des décès collectés toujours après des vaccinations Infanrix Hexa entre le 23 octobre 2009 et le 22 octobre 2010. (soit donc un total de 14 + 22 = 36 décès sur une période de 2 ans)

Rappelons que seuls 1 à 10% des effets secondaires graves des vaccins sont effectivement recensés et comptabilisés selon les revues médicales officielles.

Numéro du cas	Age de l'enfant vacciné	Nombre de dose(s) reçues avant le décès	Délai entre la dernière dose et le décès
1	2 mois	1	12 jours
2	2,5 mois	1	1 jour
3	9 mois	2	102 jours
4	10 mois	2	1 jour
5	2 mois	1	1 jour
6	11 mois	3	3 jours
7	5 mois	2	1 jour
8	18 mois	?	1 jour
9	1,5 mois	1	14 heures

10	3 mois	1	5 jours
11	3 mois	2	1 jour
12	2 mois et 1 sem.	1	2 jours
13	5 mois	2	1 jour (30 heures)
14	3 mois	1	8 jours

Numéro du cas	Age de l'enfant vacciné	Nombre de dose(s) reçues avant le décès	Délai entre la dernière dose et le décès
1	4 mois	3	11 jours
2	3 mois	2	2 jours
3	2 mois	?	21 jours (premiers signes dans les 24 h)
4	3,5 mois	?	4 jours
5	1 mois et 3 sem.	1	4 jours
6	2 mois	1	5 jours (premiers signes dans les 12 h)
7	6 mois	3	5 mois (premiers signes dans les 5 jours)
8	3 mois	?	11 jours
9	3 mois	1	3 jours
10	3 mois	2	9 jours
11	3 mois	1	1 jour
12	3 mois	1	1 jour
13	2 mois et 1 sem.	1	3 jours
14	?	?	?
15	2 mois	1	1 jour
16	11 mois	1	1 jour
17	6 mois	3	9 jours
18	2 mois	1	12 heures
19	4 mois	1	1 jour
20	5 mois	3	3 jours
21	5 mois	3	moins d'un jour
22	3 mois	1	7 jours

Infanrix™ hexa

Summary Bridging Report

Date of the Report: 16 December 2011

International Birthdate: 23 October 2000 (European Union)

Data Lock Points : 23 October 2009 to 22 October 2011

Author
Vanessa Coremans, Safety Scientist
Signature _____ Safety Scientist _____ Date _16 December 2011_
Reviewer
Dr. Felix Arellano, MD Vice President, Head Biological Clinical Safety and Pharmacovigilance, GlaxoSmithKline Biologicals
Signature _____ Date _16.12.2011_

ASTHME ET ALLERGIES

C'est le pédiatre autrichien Clemens Von Pirquet qui le premier utilisa le terme « allergie » à la fin du XIXe siècle. En travaillant sur des souris, il montra que celles-ci mouraient rapidement après une seconde injection de protéine d'œuf. Il observa également que les patients qui avaient reçu des injections de sérum de cheval ou un vaccin contre la variole avaient, plus rapidement et sous une forme plus sévère, des réactions à la suite d'une seconde injection.

Pour désigner cette réaction d'hypersensibilité, il proposa le terme « allergie » du grec allos (autre) et ergon (réaction). On emploie également le terme d'origine grecque « anaphylaxie », ou encore le mot « atopie ».

Toute allergie est causée par un désordre intérieur ; elle résulte d'une réaction excessive d'un organisme en état d'incapacité adaptative, entraînant une réponse immunitaire inadéquate.

Outre les substances chimiques qui envahissent notre environnement, la principale cause des allergies vient de l'excès de vaccinations. L'allergie n'est pas autre chose qu'un **mauvais fonctionnement de notre système immunitaire**. Un des effets les plus souvent mentionné est l'œdème de Quincke : le choc allergique vaccinal fait gonfler la face et perturbe la respiration et la déglutition.

De surcroît, chez les mères vaccinées, le fœtus n'arrive pas à constituer une flore intestinale riche en bactéries endogènes protectrices, d'où une propension aux allergies par la suite, et ce partout dans le monde (Lancet, 7 avril 2001).

Dans les pays à forte incidence vaccinale, le nombre des allergies affiche une croissance de plus de 10 % par an. 30 % des enfants de 6-7 ans et 40 % des adolescents en sont atteints.

Différentes allergies : eczéma, asthme ou rhume des foins peuvent coexister, sans compter les nombreuses allergies alimentaires qui représentent la sixième cause de maladie dans le monde.

Les vaccinations déstabilisent le terrain et **affaiblissent le système immunitaire** qui permet alors une tolérance aux agents pathogènes, et surtout une transformation des **maladies aiguës en maladies chroniques.**

Publié dans la revue Science, une étude menée au Japon auprès de 867 enfants ayant reçu le BCG et des tests à la tuberculine. 36 % des enfants suivis ont développé des allergies dont des formes graves d'asthme.

D'autre part, nombre d'études ont signalé que les maladies d'enfance, que l'on veut à tout prix éradiquer, jouent un rôle capital dans le renforcement des défenses immunitaires et la consolidation du terrain et protègent de certaines pathologies, particulièrement des allergies.

Le premier Congrès du BCG a confirmé à l'unanimité que le BCG provoque dans de brefs délais une allergie nette et durable, détectée par la tuberculine. Parmi les enfants non vaccinés, des chercheurs suédois ont trouvé une fréquence d'allergie de 3 % envers la tuberculine, alors que les enfants vaccinés avaient une fréquence d'allergie de 49 %, bien au-delà du plafond attendu qui est au maximum de 7,8 %.

www.repere-medical.com

Le vaccin contre les oreillons induit de nombreuses allergies, notamment aux protéines de l'œuf, et à la néomycine qu'il contient.

Quant au vaccin contre l'hépatite B, il favorise les allergies, eczéma, urticaire et œdème de Quincke, qui laissent entrevoir le rôle possible des adjuvants vaccinaux.

Selon une étude anglo-saxonne du Churchill Hospital d'Oxford, l'augmentation importante de l'asthme, qui a doublé en France depuis vingt ans avec **3 500 décès annuels**, est davantage liée aux vaccins, particulièrement le BCG et les vaccins contre la coqueluche et la rougeole, plutôt qu'à la pollution. Une étude publiée par la revue Science, en 1997, démontrait que l'asthme représentait les **deux tiers des urgences en pédiatrie.**

http://www.infomysteres.com/synth/synth16.htm

Au sujet du vaccin antitétanique, la littérature médicale mentionne, outre des réactions neurologiques, des réactions aiguës (choc anaphylactique pouvant entraîner la mort dans les heures qui suivent la vaccination, et surtout de nombreuses allergies respiratoires ou cutanées, urticaire généralisée, œdème, asthme et autres...).

En France, nous n'avons rien à envier aux Américains et il est chez nous presque plus « normal » d'être allergique que de vivre naturellement sans interdit et sans risque d'allergie.

En France. 10 % des enfants en âge scolaire sont asthmatiques. Les jeunes enfants asthmatiques sont plus sensibles aux infections et les infections renforcent l'asthme : les voilà dans un cercle vicieux dès le démarrage des vaccinations.

« Un enfant sur dix fait une bronchiolite (survenant après une vaccination très fréquemment) et, parmi ceux-là, un sur deux développera un asthme » (Professeur Alain Grimfeld, Tempo Médical, 10 juin 1993).

« Les jeunes adultes qui ont eu la rougeole dans l'enfance n'ont pas d'allergies, contrairement à ceux qui ont été vaccinés et n'ont pas eu la rougeole. » (British Medical Journal, 1997 ; 314 : 987.)

Les réactions de type eczéma sont liées aux conservateurs contenus dans le vaccin (formol, mercure, phénoxyéthanol…), aux contaminants provenant des milieux de culture, aux antibiotiques ou aux désinfectants utilisés lors de la fabrication.

Les réactions urticariennes sont dues aux produits vaccinaux eux-mêmes ou à des contaminants comme des protéines d'œuf, des levures…

Le nombre de phénomènes allergiques semble obéir à une loi exponentielle en fonction du nombre de doses reçues, chaque dose semblant augmenter l'allergie chronique.

L'adjuvant de l'immunité - utilisé pour augmenter la réponse immunitaire - est l'hydroxyde d'aluminium. Il s'agit d'un produit chimique qui occasionne souvent de graves allergies et même des lésions semblables à celles que l'on observe dans l'ESB (maladie de la vache folle).

En mars 2012, des députés ont demandé un **moratoire sur les vaccins à base d'aluminium**, au nom du principe de précaution. Mais en juin 2012, l'Académie de médecine s'y est opposée, arguant que cet adjuvant est nécessaire à l'efficacité de certains vaccins et que la quantité contenue dans les injections est bien plus faible que celle que nous ingérons sans nous en apercevoir, via l'eau ou les aliments.

http://www.allodocteurs.fr/actualite-sante-sels-d-aluminium-contenus-dans-les-vaccins-attention-danger-_8713.html

Et depuis plusieurs années, l'aluminium est incriminé dans la maladie de Alzheimer.

Le Prix Nobel de médecine et physiologie a été attribué en 2006 à deux chercheurs américains pour leurs travaux sur les interférences des « ARN double brin » qui, chez certains, bloquent certains gènes sur la chaîne d'ADN. Or, parmi les vaccins antigrippe utilisés en général, la plupart comportent des doubles ARN, exceptés Agrippal, Fluvirine, Gripguard, Influvac, MHG.

Ce qui fait dire au Docteur Marie-Hélène Groussac, chercheur en biologie moléculaire: *« Le vaccin antigrippe est constitué de fragments d'ARN double brin, il bloque donc certains gènes. Injecté à des personnes âgées, dont les gènes des cellules se ralentissent ou diminuent leur production, il va donc bloquer certains gènes déjà déficients, comme exposé par le prix Nobel. Il en résulte un fonctionnement anormal des cellules, au premier plan desquelles les neurones ! D'où la floraison actuelle grandissante des cas d'Alzheimer qui grèvent le budget et la vie des citoyens et qu'on tend à nous faire croire inéluctable et pourvoyeuse d'emplois ! »*

http://www.sylviesimonrevelations.com/article-autisme-et-vaccination-aluminium-et-alzheimer-60829983.html

La toxicité de l'aluminium est soupçonnée depuis plus de vingt ans, mais elle est officiellement reconnue depuis 1999.

Selon l'Enquête de Santé Nationale conduite annuellement par le Centre national pour les statistiques de santé, 31 % des enfants américains ont aujourd'hui un problème de santé chronique, 18 % exigent des soins médicaux spéciaux et 6,7 % ont une incapacité chronique physique ou mentale significative dont les allergies respiratoires, l'asthme et les difficultés d'apprentissage sont les plus communs.

Il est évident que la multiplication des vaccins, administrés de plus en plus tôt chez les nourrissons, joue un rôle prépondérant dans l'augmentation de toutes sortes d'allergie - la plus fréquente des maladies chroniques de l'enfance.

Pour sa part, le Canada Health Survey déclarait, en 1978, que 2,3 % des personnes âgées de plus de 16 ans étaient asthmatiques. Or ce chiffre atteignait 6% en 1991. **Actuellement, plus d'un million et demi de Canadiens de tous âges souffrent de l'asthme.**

www.repere-medical.com

Dans ces pays, le. pourcentage de vaccination par l'hépatiteB, le ROR, la polio et le DTP est de 95 %.

Et dans une étude comparative entre 243 enfants vaccinés et 203 enfants non vaccinés, le docteur Michel Odent, fameux pédiatre américain, a signalé une fréquence élevée de toutes les maladies, particulièrement **otites et crises d'asthme, chez les enfants vaccinés.**

Après avoir suggéré de comparer la santé d'un groupe

d'enfants vaccinés avec celle d'un groupe correspondant d'enfants non vaccinés, étude qui n'a jamais été faite en Amérique - ni en France -, le Docteur Philip Incao, pédiatre américain souvent cité comme expert dans des procès liés aux vaccinations, a confirmé :

« Pendant 23 ans, j'ai observé que les enfants non vaccinés étaient plus sains et plus robustes que les enfants vaccinés. Les allergies, l'asthme et les perturbations comportementales étaient clairement plus fréquents chez mes jeunes patients vaccinés. D'autre part, ces derniers n'ont pas souffert plus souvent ou plus sévèrement de maladies infectieuses que les autres ».*

Il a signalé que la santé des enfants de son pays s'est beaucoup détériorée depuis 1960 avec la large utilisation des vaccins. **Les pathologies chroniques ont presque quadruplé depuis cette époque.**

http://www.infovaccin.fr/zoom_hepatiteb.html

De nombreuses études montrent qu'en surstimulant la production d'anticorps, les vaccinations affolent notre système immunitaire, pouvant provoquer diverses réactions telles qu'asthme ou allergies

La réponse de la médecine classique est de prescrire des antihistaminiques, de la cortisone et des immunosuppresseurs. Tous ces produits, s'ils soulagent un instant, ne soignent pas car ils n'agissent pas sur la cause et provoquent en outre des effets secondaires non négligeables.

La désensibilisation, quant à elle, n'est pas concluante : elle a souvent pour effet de créer de nouvelles allergies.

Toute allergie est causée par un désordre intérieur ; elle résulte d'une réaction excessive d'un organisme en état d'incapacité adaptative, entraînant une réponse immunitaire inadéquate.

Il convient donc de restaurer la vitalité de l'organisme, de renforcer le terrain au lieu de combattre un ennemi qui n'en est pas un. **A noter que l'allaitement maternel offre une bonne protection contre les allergies.**

Les vaccins rendent le système de défense inopérant : débordé par des stimulations antigéniques incessantes et agressives, il ne sait plus « faire face ». Tellement occupé à combattre sa charge toxique, notre organisme laisse s'installer l'inflammation, souvent durablement.

La production d'anticorps est effrénée, les mécanismes régulateurs sont submergés, ne pouvant plus accomplir leur contrôle et leur nettoyage. La permanence de cette masse d'anticorps produite par des vaccinations à répétitions finit par enrayer la machine, provoquant notamment des maladies dites « à complexes immuns ».

En vaccinologie, le seul objectif recherché est la production d'anticorps : un taux d'anticorps élevé est la preuve, selon les tenants de la religion vaccinale, que le vaccin est « efficace ».

Rien de plus éloigné de la vérité. Premièrement, les anticorps ne sont qu'une infime partie des processus immunitaires. Ensuite, les anticorps ne sont pas malléables et corvéables à merci ; **ils peuvent provoquer tout le contraire d'une immunisation et faire apparaître la maladie qu'ils sont censés combattre** ou bien encore attaquer nos propres cellules, notamment dans les maladies auto-immunes.

Tout ceci n'empêche pas le docteur Jean Pouillard d'écrire dans le Bulletin de l'ordre des médecins du 20 décembre 2003 : « … *un article récent montre que, au cours de leurs cinq premières années, les enfants qui ont une forte couverture vaccinale semblent même mieux protégés que les autres contre le développement des allergies. »*

ATTENTION!
La surexposition à cette créature peut entraîner la mort

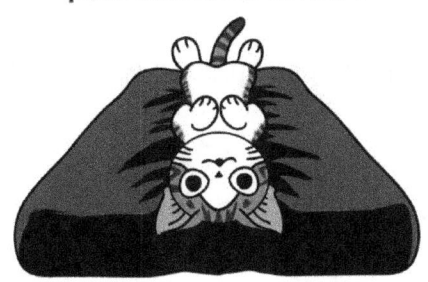

Autisme

Le docteur Andrew Wakefield, gastro-entérologue, directeur d'un groupe de recherche au Royal Free Hospital de l'Ecole de médecine de Londres, est une autorité internationale pour les maladies intestinales induites par des médicaments.

Depuis des années, il travaille avec son équipe sur les liens de cause à effet entre le virus de la rougeole contenu dans le vaccin ROR, l'autisme et les désordres intestinaux des enfants.

A noter qu'on compte aujourd'hui 1 cas sur 500 enfants, on soupçonne même 40 cas pour 10 000 soit 1 cas sur 250.

.   .   .

On a découvert que l'affaiblissement du système immunitaire constituait réellement un syndrome chez les personnes autistes.

Des spécialistes en allergie, en immunologie, en neurologie ainsi qu'en biochimie constatent que **l'autisme est de plus en plus répandu** et on possède aujourd'hui suffisamment de preuves pour suggérer que l'autisme devrait être considéré comme un trouble neuro-immunologique.

Il semble donc de plus en plus évident qu'il faille associer l'autisme régressif au vaccin contre la rougeole, la rubéole et les oreillons (ROR).

L'autisme semble bien être une maladie auto-immune d'origine vaccinale.

L'autisme a été **multiplié par trente**, entre 1978 et 1999, aux Etats-Unis et à Londres. Cela correspond aux campagnes de vaccination (ROR) dans ces deux pays. Le hasard n'existe pas.

http://infoalternative.over-blog.fr/article-l-autisme-est-une-maladie-auto-immune-d-origine-vaccinale-60240503.html

L'autisme débute, avant trois ans, par un retard ou une absence totale de développement du langage parlé avec souvent des mouvements répétitifs. L'enfant présente une soif excessive, des troubles intestinaux, une tendance à l'automutilation et, très souvent, un terrain atopique et une fragilité des voies respiratoires, ce qui nous situe dans le terrain tuberculinique.

Rappelons que les trois vaccins contre la rougeole, les oreillons et la rubéole sont **à virus vivants**, atténués mais vivants !

Rappelons aussi que **la Grande-Bretagne et l'Allemagne ont interdit le ROR** sur leur territoire, après avoir constaté environ trois cents cas de méningites.

La France a poursuivi sa politique vaccinale, en prétendant qu'il n'y avait pas de problème, que le vaccin était fiable.

Aux Etats-Unis, les autorités sanitaires californiennes ont constaté **273% de hausse de cas d'autisme** en 10 ans !

http://www.amessi.org/Autisme-les-vaccins-a-l-origine

En 1965, des parents avaient déjà constaté l'apparition de l'autisme chez leur enfant après l'injection du triple vaccin DTP. Lorsqu'un autre triple vaccin fut introduit en 1980, le ROR, « *les rapports alarmants de parents augmentèrent de façon très significative* « (Los Angeles Time, 26 avril2000).

La société d'avocats Dawbarns, de Norfolk, en Grande-Bretagne, a pris en main plus de **600 cas de complications** survenues après le vaccin ROR. Parmi ces complications, les dossiers, publiés le 3 juin 1997 et mis à jour régulièrement, font état de **287 cas d'autisme.**

Cette relation autisme-vaccin démontre à la perfection l'incapacité de la plupart des médecins, spécialistes ou généralistes, à imaginer la possibilité d'un lien entre vaccination et accident post-vaccinal.

Au cours des dix dernières années, de nombreux parents ont mentionné que leur enfant, dont le développement était normal, avait commencé à manifester les symptômes liés à l'autisme peu après avoir reçu le vaccin ROR.

Les récits provenant des États-Unis, du Royaume-Uni, du Canada et d'autres pays sont tous similaires : un enfant en bonne santé qui avait auparavant traversé avec succès toutes les étapes du développement reçoit le vaccin ROR. Il cesse alors d'acquérir de nouvelles aptitudes et de nouveaux mots et perd ensuite du terrain pour finalement régresser jusqu'à l'autisme.

D'après le Center for Disease Control and Prevention et les fabricants du vaccin, il ne s'agit que d'une coïncidence.

Chez les enfants dont la mère souffre de maladie immunitaire, l'incidence est neuf fois plus élevée que chez les autres enfants.

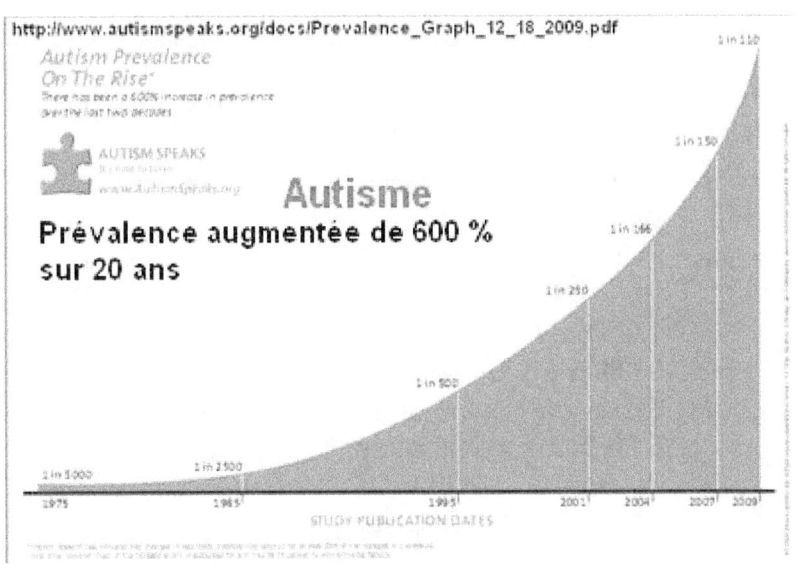

LA GRIPPE

LES CHIFFRES CLES DE L'ÉPIDÉMIE DE GRIPPE 2014-2015 :

- Près de 2,9 millions de consultations pour syndrome grippal
- Plus de 3 133 hospitalisations signalées par les services d'urgences
- 1 558 cas graves de grippe admis en réanimation
- **53 % n'étaient pas vaccinés**
- Excès de 18 300 décès toutes causes, concernant à 90 % les sujets âgés (65 ans et plus)
- Le coût de l'épidémie de grippe 2014-2015 a été de 180 millions d'euro.

Si 53% n'étaient pas vaccinés, cela ne signifie t-il pas que parmi les 2 900 000 personnes qui ont attrapé la grippe, **47% d'entre elles étaient vaccinées, soit 1 363 000 personnes ?**

http://www.invs.sante.fr/Dossiers-thematiques/Maladies-infectieuses/Maladies-a-prevention-vaccinale/Grippe/Grippe-generalites/Donnees-de-surveillance/Archives/Bulletin-epidemiologique-grippe.-Point-au-22-mai-2015

Le rapport sur « l'épidémie » de grippe A en 2009

Enregistré à la Présidence de l'Assemblée Nationale le 6 juillet 2010, ce rapport a été fait au nom de la commission d'enquête sur la manière dont a été programmée, expliquée et gérée la campagne de vaccination contre la grippe A(H1N1).

http://www.assemblee-nationale.fr/13/rap-enq/r2698.asp

Le rapport comprend 172 pages, au sommaire desquelles on trouve les paragraphes suivants :

Un échec de santé publique
Un double constat doit être dressé à l'issue de la campagne de vaccination contre le virus A(H1N1) : d'une part, un objectif de vaccination massive de la population loin d'être atteint, et d'autre part, un mécontentement des professionnels de santé, en particulier des médecins et infirmiers libéraux, qui semblent s'être durablement éloignés des autorités sanitaires.

Un faible taux de vaccination
Selon les informations fournies par le directeur général de la Caisse nationale d'assurance maladie des travailleurs salariés (CNAMTS), M. Frédéric van Roekeghem, le nombre total de personnes vaccinées en France contre la grippe A(H1N1) pourrait s'élever en définitive à 5,7 millions... . Le département des urgences sanitaires évalue de la même manière la couverture vaccinale à 5,36 millions de personnes au 1er juin 2010, soit moins de 8,5 % de la population totale.

	Nombre de personnes vaccinées
Centres de vaccination	4 168 021
Équipes mobiles de vaccination en milieu scolaire et hors scolaire	553 937
Établissements de santé	520 753
Médecine libérale	16 385
Centres de secours	36 080
Centres de rétention	360
Grandes administrations et grandes entreprises (vaccination autonome)	2 687
Français résidant à l'étranger	62 763
Total	**5 360 986**

Une incompréhension entre les autorités sanitaires et les professionnels de santé

… Monsieur Claude Le Pen, professeur de sciences économiques à l'université de Paris-Dauphine, a jugé que **si une nouvelle campagne massive de vaccination devait être envisagée,** *« on n'écarterait sans doute pas du dispositif l'extraordinaire potentiel que constituent les 50 000 médecins libéraux, les 60 000 infirmières, les 3 000 hôpitaux et les 22 000 officines du pays. Ces professionnels ont très mal ressenti leur exclusion et émis des anticorps davantage du fait de cette exclusion que de la politique sanitaire proprement dite ».*

De nombreuses incertitudes

« Le virus de la grippe est un virus facétieux et trompeur » : c'est par ces mots que le professeur Claude Hannoun, à l'origine en 1950 du premier vaccin antigrippal français, a souhaité rappeler à la commission d'enquête le caractère foncièrement imprévisible de la grippe, **qui reste, soixante ans après la mise en point du premier vaccin, relativement mal connue.**

... L'expérience de la pandémie de grippe A(H1N1) reste en tout état de cause riche d'enseignements : elle a en effet conduit à une mobilisation sans précédent des industriels, qui ont fait preuve dans ce contexte de crise, d'une grande réactivité et d'une véritable capacité d'adaptation de leurs chaînes de production.

Une pré-stratégie vaccinale visant une protection complète de la population

Pourquoi la France a-t-elle fait le choix de commander 94 millions de doses de vaccins ? Cette décision, prise le 3 juillet 2009 par le Premier ministre, est aisément explicable : il s'agit en revanche de savoir si elle était justifiée.

La volonté de conclure rapidement d'autres contrats

GlaxoSmithKline s'était dit prêt à s'engager à mettre à disposition de la France 50 millions de doses par livraisons étalées d'octobre à décembre 2009 à condition qu'un engagement ferme soit contracté avant le 12 mai à minuit. Le feu vert donné par le Premier ministre le 11 mai a ainsi conduit le cabinet de la ministre chargée de la santé à adresser le 14 mai au laboratoire une lettre d'intention portant sur la préréservation de 50 millions de doses du futur vaccin pour un montant 75 millions d'euro. La production du vaccin Pandemrix a alors débuté le 22 juin.

Fallait-il se fixer un objectif plus modeste de couverture vaccinale ?

Selon les avis des experts entendus par la commission d'enquête, une stratégie de vaccination barrière suppose l'immunisation de 30 % de la population, ce qui permet d'enrayer la propagation exponentielle d'une épidémie ou d'une pandémie. **Ce modèle n'a toutefois jamais été éprouvé dans les faits** : aucun pays n'a en réalité jamais appliqué une telle stratégie de vaccination.

Des difficultés liées aux règles de fonctionnement des centres

Le rythme prévu pour les injections a en outre semblé incompatible avec un exercice normal : il était en effet prévu qu'à plein régime, les centres permettent de **vacciner une personne toutes les deux minutes** ; les personnels infirmiers ont fortement critiqué cet objectif, qu'ils sont même allés jusqu'à comparer à de la *«médecine vétérinaire »*.

Une multiplicité des messages sanitaires source de confusion

Ainsi, le 6 mai 2009, le professeur Antoine Flahault, directeur de l'École des hautes études en santé publique, accordait un entretien au journal *Le Monde* dans lequel il évoquait plusieurs scénarios d'évolution possible de la maladie ; selon lui le plus plausible était proche de la pandémie de 1968, à savoir *« l'équivalent d'une grosse grippe saisonnière* touchant 35 % de la population, avec *« un excès de mortalité de l'ordre de 20 000 à 30 000 décès* en France »* , nombres forcément impressionnants. En revanche, le 28 août 2009, le professeur François Bricaire, chef du service des maladies infectieuses et tropicales à la Pitié-Salpêtrière, déclarait au Figaro Magazine : *« Cette grippe est majoritairement bénigne. »*

Les réticences des personnels soignants

… L'évocation d'une « grippette « a eu, on s'en souvient, un effet sinon ravageur, du moins un très net retentissement. On rappellera également les prises de position, au mois d'octobre 2009, dans le Parisien, de Monsieur Patrick Pelloux, président de l'Association des médecins urgentistes hospitaliers, qui déclarait : *« Je ne vois pas l'intérêt scientifique de ce vaccin »*, et du professeur David Khayat, chef du service de cancérologie de l'hôpital de la Pitié-Salpêtrière, qui annonçait : *« Non, je ne me ferai pas vacciner (…).*

J'attends les arguments qui justifieraient une telle vaccination de masse. »

Des messages inquiétants sur la sûreté des vaccins
... Est apparue une polémique largement médiatisée sur la sûreté des vaccins pandémiques, reposant sur des malentendus et des amalgames, qui a conduit à mettre en cause le recours aux adjuvants tout en s'inquiétant **d'éventuels risques d'apparition du syndrome de Guillain-Barré.** La France a ainsi été l'un des pays où le principal argument invoqué à l'encontre de la vaccination a été celui du risque encouru du fait de vaccins considérés comme insuffisamment sûrs.

Le débat sur les adjuvants a également été fortement médiatisé : les vaccins auraient contenu des substances dont on connaîtrait mal la dangerosité **puisqu'on n'osait pas en donner aux femmes enceintes et aux enfants âgés de six à vingt-quatre mois** présentant des facteurs de risque – ce qui était en réalité une mesure de précaution liée au caractère très particulier de leur système immunitaire.

Pour ce qui concerne le syndrome de Guillain-Barré, jusque là méconnu du public, il a lui aussi pu connaître son « heure de gloire » médiatique, d'autant plus que le premier cas, constaté **chez un personnel soignant vacciné**, a été rendu public le 12 novembre 2009, date de lancement de la campagne visant la population générale.

La nécessité d'un débat public sur les risques de pandémie ou de crise sanitaire grave
... Par ailleurs, il serait sans doute opportun d'organiser, comme cela a été le cas pour la bioéthique, des états généraux sur les enjeux de la vaccination en général qui permettraient à un panel de citoyens représentatifs de la population, **préalablement formés à la question**, de

mener **un débat éclairé par les scientifiques** sur la politique vaccinale en France.

Enfin, il nous faut mener une campagne volontariste d'information du grand **public pour rappeler les bienfaits de la vaccination et lutter contre le refus vaccinal** et, plus largement, diffuser une culture de santé publique, notamment à l'égard des publics les plus défavorisés, pour pouvoir mobiliser nos concitoyens lors de la prochaine crise sanitaire.

Ce qu'il faut savoir à propos de ce rapport :

- Le changement de définition de la pandémie par l'O.M.S. le 5 juin 2009 est à l'origine des gigantesques commandes de vaccins par les différents Etats de la planète.
- Le vaccin contre la grippe AH1N1 n'aurait jamais reçu d'autorisation de mise sur le marché.
- Les parlementaires n'auraient eu que 24 heures pour aller consulter le texte sur place sans même le droit de le photocopier pour l'étudier à tête reposée.
- Alors qu'il n'y avait jamais eu de double vaccination dans le cas d'une grippe, l'O.M.S. l'a préconisée pour la grippe AH1N1.

Par ailleurs, l'organisation d'états généraux sur les enjeux de la vaccination seraient effectivement une excellente chose. Mais comment comptent-ils les organiser ? Que signifient les termes de « préalablement formés à la question » concernant les citoyens qui y participeraient ?

Ne faudrait-il pas lire « conformés » plutôt que « formés » ? Quant au « débat éclairé par les scientifiques », puisqu'ils auraient à *« rappeler les bienfaits de la vaccination et lutter contre le refus vaccinal* », il est bien évident que les opposants à la vaccination, ces irresponsables, ces paranoïaques, n'y seraient pas invités !

Circulez, il n'y a rien à voir… et rien à dire !

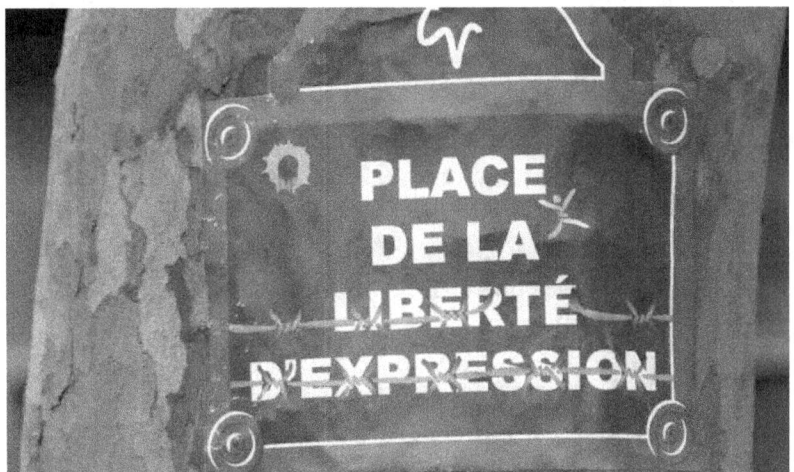

Mais pourtant

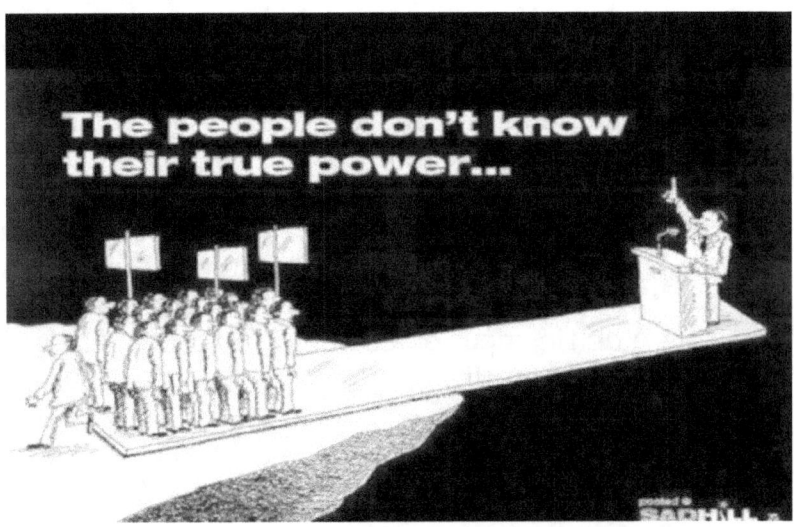

Les gens ne connaissent pas leur vrai pouvoir

LE COÛT DE LA GRIPPE AH1N1 DE 2009

Le ministre du Budget de l'époque avait annoncé, devant l'Assemblée nationale, que les dépenses liées à la grippe A s'élèveraient à 1,5 milliard d'euro. Mais la commission des finances du Sénat avait plutôt estimé le coût de 1,8 à 2 milliards d'euro, répartis de la sorte :

-   Achat de 94 millions de doses = 1,5 milliard €
-   campagne de vaccination = 35,8 millions €
-   achat d'antiviraux = 20 millions €
-   achat de masques = 150,6 millions €
-   dépenses logistiques = 41,6 millions €
-   indemnisation des personnels réquisitionnés = 290 millions €
-   frais d'information = 59,6 millions €
-   frais liés à l'organisation territoriale de la campagne = 100 millions €
-   dépenses liées aux consultations de médecins, à la prescription de médicaments, aux arrêts maladie = 375 à 752 millions €

Finalement, le nombre de vaccins utilisés n'a été que de 5,3 millions, ce qui est une bonne chose, mais cela veut dire que plusieurs millions de doses sont parties à la poubelle, une fois atteinte la date de péremption.

Le rapport parlementaire quant à lui estime le coût du fiasco à 668,35 millions d'euro. On a un peu l'impression d'être au lendemain d'une manifestation lorsque le ministère de l'intérieur et les participants communiquent leurs chiffres respectifs.

http://www.lemonde.fr/epidemie-grippe-a/article/2010/01/04/une-grippe-a-deux-milliards-d-euros_1287422_1225408.html

BEBE VACCINE OU BEBE SECOUE ?

Aux Etats-Unis, accusé de l'avoir maltraité, Alan Yurko a passé plusieurs années de sa vie en prison pour le meurtre de son enfant. La raison ? A peine son enfant de 10 semaines avait-il été vacciné, qu'il mourut peu après. L'enfant présentait aussi des pétéchies caractéristiques (petites tache cutanées de couleur rouge à violacée) et des signes de fractures.

Alan Yurko fut condamné à la prison à vie puis finit par être libéré après **6 années de détention** grâce à une réouverture de son cas et à une analyse plus approfondie par des médecins indépendants.

Le vaccin avait causé au cerveau de son enfant **des dégâts identiques**, retrouvés à l'autopsie, que ceux qui auraient été occasionnés s'il avait maltraité son enfant.

Les pétéchies traduisent un phénomène hémorragique, or des vaccins hexavalents (comme Infanrix hexa par exemple), ont déjà été associés par des médecins légistes, à des phénomènes d'oedèmes cérébraux mortels du nourrisson.

http://initiativecitoyenne.be/article-syndrome-du-bebe-secoue-vaccinations-parents-et-gardiennes-sont-parfois-accuses-a-tort-116000817.html

LE VIRUS ZIKA, LA NOUVELLE PEUR

En réunion d'urgence le 1er février 2016, l'Organisation mondiale de la santé a annoncé que le virus Zika, inoculé par le moustique tigre, pourrait toucher 3 à 4 millions de personnes dans le monde. L'O.M.S. a par ailleurs décrété que l'épidémie constitue *«une urgence de santé publique de portée mondiale »* en déclarant une alerte rouge, la quatrième de son histoire.

La maladie à virus Zika est pourtant relativement bénigne et ne requiert aucun traitement spécifique, comme l'a rappelé le chercheur Elias Zehrouni :

« Pour une vaste majorité des cas, le Zika est une infection modeste… Une personne sur cinq présente des symptômes. Le vrai problème, c'est la femme enceinte. Comment réussir à protéger les femmes enceintes ou en âge de le devenir ? »

A ce sujet l'O.M.S. précise : *« Les autorités sanitaires enquêtent actuellement sur le lien possible entre la maladie à virus Zika chez la femme enceinte et la microcéphalie chez le nouveau-né ».* Officiellement, aucune causalité n'a été établie entre Zika et la malformation cérébrale chez le nourrisson, mais elle est fortement suspectée.

http://www.challenges.fr/challenges-soir/20160209.CHA4873/pourquoi-sanofi-fait-la-course-en-tete-dans-le-developpement-d-un-vaccin-contre-zika.html

Mais est-ce bien ce virus qui entraîne des retards de développement chez les fœtus de femmes enceintes infectées, provoquant des microcéphalies ? Est-on sur la piste du vrai coupable ? L'association brésilienne pour la santé collective Abrasco et l'organisation argentine

PCST («Physicians in the Crop-Sprayed Towns» désignent un tout autre responsable : le pyriproxyfène.

Ce larvicide mis au point par la compagnie japonaise Sumitomo chemical, partenaire de Monsanto est en effet injecté depuis la fin de l'année 2014 dans les réservoirs collectifs d'eau de pluie destinés à la consommation par les habitants du nord-est du pays.

http://www.sciencesetavenir.fr/sante/20160215.OBS4703/zika-la-piste-des-pesticides-pour-les-microcephalies.html

Le pyriproxyfène est un inhibiteur de croissance et empêche en effet le développement des larves de moustique. Or, les médecins d'Abrasco établissent un parallèle direct entre les symptômes que cet insecticide provoque chez les moustiques et les malformations des nouveaux-nés dans les régions où l'eau potable a été traitée. Ils précisent également que le nord-est du Brésil est la seule région à connaître une telle flambée de cas de microcéphalies. Il y en aurait 30 fois plus qu'au nord et au moins 300 fois plus qu'au sud selon leurs chiffres.

A l'heure où ce livre est écrit, la certitude de l'origine de la maladie n'est acquise ni pour le moustique tigre, ni pour le pyriproxyfène. En revanche, si c'est bien le pesticide qui est la cause des microcéphalies et qu'il n'est pas reconnu comme tel, nous serions dans un cas typique de cercle vicieux puisqu'en déversant le pesticide destiné à exterminer le moustique innocent on provoquerait les malformations des nourrissons !

Toujours est-il que les laboratoires Sanofi ont annoncé se lancer dans la course au vaccin, précisant le 9 février 2016 qu'ils lanceront un essai clinique dans un an. Le géant britannique GSK, principal concurrent, a fait savoir qu'il engageait des études de faisabilité.

En Inde, le laboratoire Bharat Biotech a annoncé que deux vaccins contre ce virus étaient en gestation depuis un an et étaient désormais prêts à être testés sur des animaux. « *Nous sommes les premiers au monde à demander une licence pour un vaccin contre le virus Zika* » se félicite Rajarshi Dasgupta, chef du service de la propriété intellectuelle du laboratoire, précisant que la demande de licence avait été faite il y a un an.

Aux Etats-Unis, le président américain Barack Obama a annoncé son intention de débloquer 1,8 milliard de dollars pour la prévention et la recherche sur Zika.

En France métropolitaine, l'Institut de veille sanitaire a transmis le premier bilan du nombre de voyageurs ayant contracté le Zika dans une zone touchée et rentrés en métropole : 5 personnes depuis le début de l'année 2016 ont présenté des symptômes. Aucun des patients n'a présenté de forme grave de l'infection.

Questions :
A supposer qu'un lien soit prouvé entre la maladie à virus Zika chez la femme enceinte et la microcéphalie chez le nouveau-né, lorsqu'ils auront sorti leur vaccin, les laboratoires vont-ils se contenter de ne vacciner que les 800 000 femmes enceintes chaque année en France ou vont-ils tenter, comme pour le papillomavirus, de vacciner toutes les adolescentes ?

Et qu'en sera-t-il au Brésil (1,5 millions de cas recensés) où la population est de 204 millions d'habitants et le taux de natalité de 15 % ?

Qu'en sera-t-il enfin de la population mondiale qui compte 1,2 milliards d'adolescents âgés de 10 à 19 ans, soit environ 500 millions de jeunes filles ?

L'avenir nous le dira…

- **ANTICONSTITUTIONNELLE** : Article 3 de la Déclaration universelle des Droits de l'Homme : « Tout individu a droit à la vie, à la liberté et **à la sûreté de sa personne.** »

- **CONTREDITE PAR LE CODE CIVIL** Article 16-3. « Il ne peut être porté atteinte à l'intégrité du corps humain qu'en cas de nécessité thérapeutique pour la personne. **Le consentement de l'intéressé doit être recueilli préalablement** hors le cas où son état rend nécessaire une intervention thérapeutique à laquelle il n'est pas à même de consentir. »

- **CONTRAIRE AU CODE DE DEONTOLOGIE MEDICALE** : Article 36 (article R.4127-36 du code de la santé publique). « Le consentement de la personne examinée ou soignée doit être recherché dans tous les cas. Lorsque le malade, en état d'exprimer sa volonté, refuse les investigations ou le traitement proposés, **le médecin doit respecter ce refus** après avoir informé le malade de ses conséquences. Si le malade est hors d'état d'exprimer sa volonté, le médecin ne peut intervenir sans que ses proches aient été prévenus et informés, sauf urgence ou impossibilité. Les obligations du médecin à l'égard du patient lorsque celui-ci est un mineur ou un majeur protégé sont définies à l' article 42 . »

L'article L.1111-4 du code de la santé publique précise à cet égard « Toute personne prend, avec le professionnel de santé et compte tenu des informations et des préconisations qu'il lui fournit, **les décisions concernant sa santé.**

Le médecin doit respecter la volonté de la personne après l'avoir informée des conséquences de ses choix. Si la volonté de la personne de refuser ou d'interrompre tout traitement met sa vie en danger, le médecin doit tout mettre en œuvre pour la convaincre d'accepter les soins indispensables. Il peut faire appel à un autre membre du corps médical. Dans tous les cas, le malade doit réitérer sa décision après un délai raisonnable. Celle-ci est inscrite dans son dossier médical. Le médecin sauvegarde la dignité du mourant et assure la qualité de sa fin de vie en dispensant les soins visés à l'article L. 1110-10. »

- **CONTRAIRE AUX ARRÊTS DE LA COUR DES 25 FEVRIER ET 14 OCTOBRE 1997** : « Information des patients : les praticiens doivent être en mesure de prouver qu'ils ont fourni au patient une information loyale, claire, appropriée et exhaustive, au moins sur les risques les plus légers. Cette information a pour but de **permettre au patient de refuser la vaccination proposée** en estimant que les risques sont supérieurs aux bénéfices escomptés ».

- **CONTRAIRE A LA CONVENTION EUROPEENNE DES DROITS DE L'HOMME :** Le 9 juillet 2002, la Cour européenne des droits de l'homme a précisé, dans une décision concernant une ressortissante italienne, que **la vaccination obligatoire**, en tant que traitement médical non volontaire, constituait **une ingérence dans le droit au respect de la vie** privée et familiale garanti par l'article 8 de la Convention européenne.

- **CONTRAIRE A LA LOI DU 4 MARS 2002 – n° 2002-303, article 11, chapitre 1er, modifiant l'Art. L 1111-4 du Chapitre 1er du titre 1er du Livre 1er de la première partie du Code de la Santé Publique :** « Aucun acte médical ni aucun traitement ne peuvent être pratiqués **sans le consentement libre et éclairé de la personne,** et ce consentement peut être retiré à tout moment ».

- **Contraire à la Convention des Droits de l'enfant (1989)**

- **Contraire à la Convention d'Oviedo sur les Droits humains et de la biomédecine (1997)**

- **Contraire à la Convention européenne des droits des patients (2002)**

- **Contraire au Pacte international sur les droits civils et politiques (1966)**

- **Contraire au Code de Nuremberg** (un ensemble de principes éthiques sur la recherche dans le domaine de l'expérimentation en médecine établi en 1947 après le procès de Nuremberg à la fin de la deuxième guerre mondiale

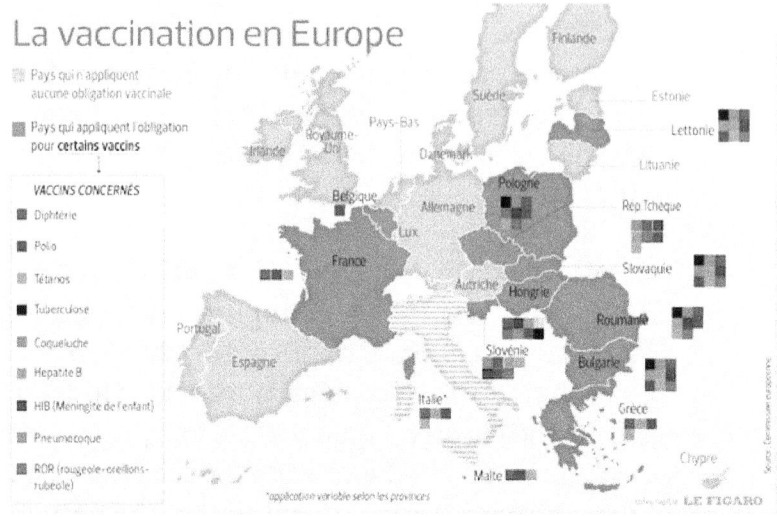

Zones libres : Espagne, Portugal, Royaume Uni, Irlande, Pays-Bas, Luxembourg, Allemagne, Autriche, Danemark, Suède, Finlande, Lituanie, Estonie...

A quand la France, pays des Droits de l'Homme ?

ORGANISATION MONDIALE DE LA SANTE
Tableau (en partie) des préconisations vaccinales

http://www.who.int/immunization/policy/immunization_tables/fr/

BCG	1 dose			Exception VIH
Hépatite B	3-4 doses	3 doses (pour groupes à haut risque si pas vacciné précédemment)		Dose à la naissance Prematuré et faible poids de naissance Co-administration des vaccins et vaccin combiné
Polio	3-4 doses			VPO dose à la naissance
Diphtérie Tétanos Coqueluche	3 doses Rappel (DTC) 1-6 ans	Rappel (dT)	Rappel (dT) Jeunes adultes ou femmes enceintes	Programme reporté ou interrompu Co-administration du vaccin
Pneumocoque	2 doses			Initié avant 6 mois d'âge Rappel pour nourrissons VIH+ et prématurés
Rougeole	2 doses			Vaccin combiné Vaccination précoce du VIH Grossesse
Rubéole	1 dose	(adolescentes et/ou femmes en âge de procréer si non vaccinées auparavant)		Atteindre et maintenir une couverture de 80% Grossesse
Grippe saisonnière	Primo vaccination: 2 doses. Revaccination annuelle: 1 dose seulement	Priorité femmes enceintes 1 dose à 9 ans et + Revaccination annuelle		Cibles prioritaires Dosage plus faible pour les enfants 6-35 mois

A lui seul, ce tableau est terrifiant et il faut le lire à la lumière de ce fait scientifique reconnu par tous les spécialistes en immunologie :

115

LE SYSTEME IMMUNITAIRE D'UN ENFANT N'EST PAS FINI AVANT L'ÂGE DE 3 ANS !

Ignorer ou nier ce fait équivaut, ni plus ni moins, à penser comme les obscurantistes du 16ème siècle qui ont condamné Galilée !

A qui viendrait l'idée de faire boire un grand verre de whisky ou de vodka à un bébé à peine sorti du ventre de sa mère ? Et comment qualifierait-on un tel acte sinon de criminel ?

Injecter des virus vivants, atténués ou morts dans un organisme qui n'est pas en état de se défendre est tout aussi aberrant. C'est considérer la merveille qu'est le corps humain comme une machine inachevée, comme si la nature ne l'avait pas pourvu de tout ce qui lui est nécessaire pour rester en bonne santé.

Parmi les petites victimes, ce sont les bébés des pays dits « émergents » tel que l'Inde qui paient le plus lourd tribut à la pieuvre vaccinale puisque des fabricants de lait en poudre incitent les mamans à ne pas allaiter leur enfant au profit de leurs produits. Et quelle eau mettent-elles dans les biberons ?

On inflige donc à ces malheureux enfants ce **cocktail explosif** : absence de lait maternel + biberons remplis avec de l'eau non potable + vaccins diphtérie, tétanos, polio, hépatite B, rougeole etc. !

Leurs vies a-t-elle la moins de valeur que la nôtre ?

Le cerisier donne ses fruits au début de l'été et perd ses feuilles en automne, c'est comme ça. Le soleil se lève le matin, se couche le soir et ne tourne pas autour de la terre, c'est comme ça. Le système immunitaire se construit et se renforce pendant les trois premières années de la vie, c'est comme ça.

Ce sont les lois de la nature où **les arbres à seringues n'existent pas.** Aller contre la nature, c'est jouer aux apprentis-sorciers, ce qui est fait depuis 150 ans.

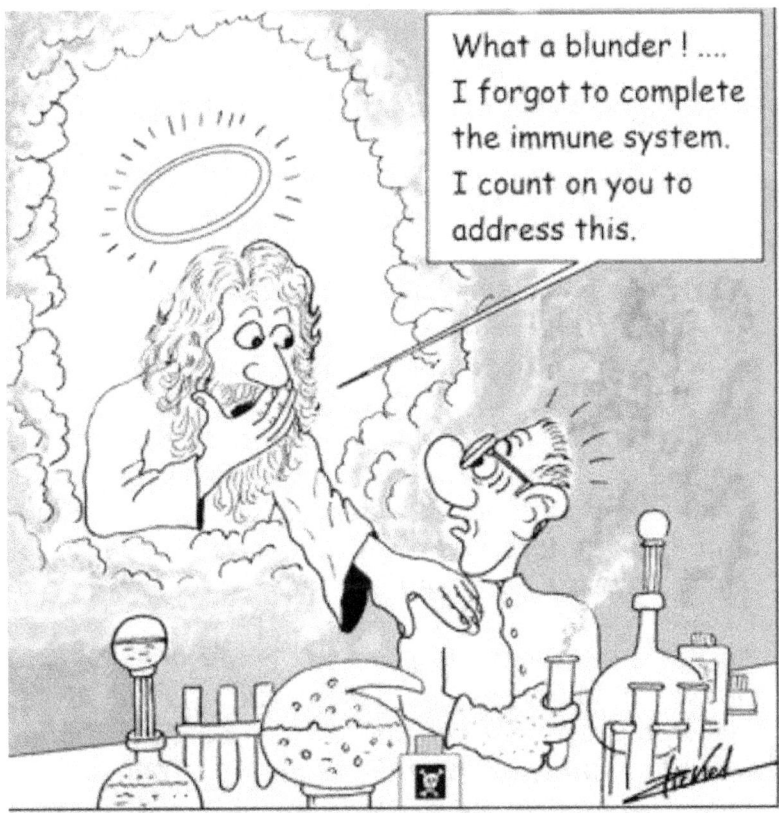

) Béchamp, Antoine, The Blood and its Third Element [1912]

Laura Hayes s'exprime sur le site « Age of Autism »

*« Je pense qu'il est d'une importance capitale que tout le monde comprenne que **l'expression « vaccins sûrs » est un oxymore**, et dès lors, je dirais que même ceux qui se veulent « pro-science » ne pourraient (s'ils étaient correctement et complètement informés, NDT) marquer leur accord sur le fait qu'il existe une « approche intelligente de la vaccination ». De par leur nature même, les vaccins ne peuvent pas être rendus sûrs, du fait qu'ils stimulent artificiellement, **de manière non naturelle le système immunitaire : injection directe dans le corps de cocktails toxiques, alors que la nature prévoit d'autres « portes » : l'inhalation ou l'ingestion.** C'est ainsi qu'est contournée la première partie de la réponse immunitaire, alors que cette partie est essentielle pour assurer les bonnes réponses ultérieures…*

*C'est un peu comme si on intervenait au cours de la grossesse d'une femme, en forçant l'ordre des choses, en éliminant certaines étapes critiques, tout en pensant que cette façon de faire n'aura pas d'impact sur le résultat final. C'est comme cela que des adjuvants dangereux comme l'aluminium neurotoxique, ou des protéines **ne peuvent être dégradées dans le système circulatoire, alors que ces processus doivent se faire dans le tractus gastro-intestinal.***

*Il en va aussi de même pour les neurotoxines comme le mercure et l'aluminium qui sont injectés à une période de développement de l'enfant **où la barrière hémato-encéphalique est grande ouverte.** Tout cela est étranger au fonctionnement du système immunitaire. On peut en conclure que des « vaccins sûrs » constituent un oxymore de premier ordre. Si vous multipliez alors ces procédures dangereuses en administrant plusieurs vaccins à la fois, sans prendre en considération les données familiales, le poids de l'enfant, sans s'être* assuré qu'il n'existe pas d'allergies et de problèmes métaboliques, alors vous avez **la recette pour un possible désastre absolu.**

http://initiativecitoyenne.be/2015/04/des-vaccins-surs-un-oxymore.html

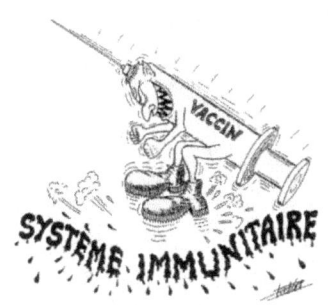

**Quelques notes tout aussi terrifiantes de l'O.M.S.
qui suivent le précédent tableau :**

- Vaccination contre l'Hépatite B :

*Puisque la transmission périnatale ou postnatale précoce est une cause importante d'infections chroniques dans le monde, la première dose devrait être administrée **dès que possible (moins de 24 heures) après la naissance, même dans les pays de faible endémie.***

*La primo vaccination contre l'hépatite B consiste habituellement en 3 doses de vaccin (c'est à dire 1 dose de vaccin monovalent à la naissance, suivie de 2 doses de vaccin monovalent ou associé). Toutefois, pour des raisons programmatiques, **on peut administrer 4 doses (par exemple, 1 dose de vaccin monovalent à la naissance, suivie de 3 doses de vaccin monovalent ou associé)**, conformément aux calendriers des programmes nationaux de vaccination systématique.*

***Certains nourrissons nés prématurément avec un faible poids de naissance (2000 g) peuvent ne pas bien répondre à la vaccination à la naissance.** Toutefois, à l'âge chronologique d'un mois, ces prématurés vont vraisemblablement montrer une réponse suffisante, quel qu'ait été leur poids de naissance ou leur âge gestationnel initial. Donc, les doses données aux enfants ayant un poids inférieur à 2000g ne doivent pas être comptabilisées dans la série de primo vaccination…*

- Vaccination contre la Poliomyélite :

La dose zéro de VPO devra être administrée à la naissance ou dès que possible après celle-ci pour maximiser les taux de séroconversion et induire une protection mucosale.

L'administration de la série primaire, composée de 3 doses de VPO plus 1 dose de VPI, **peut débuter à l'âge de 6 semaines**, avec un intervalle minimum de 4 semaines entre les doses de VPO. Si l'on utilise une seule dose de VPI, elle devra être administrée à partir de l'âge de 14 semaines (lorsque les anticorps maternels auront baissé et que l'immunogénicité sera notablement plus forte) et cette administration pourra éventuellement se faire **en même temps que celle du VPO.**

Pour les nourrissons débutant tardivement le calendrier de vaccination systématique (à moins de 3 mois), la dose de VPI devra être administrée lors du premier contact vaccinal.

- Vaccination contre le Tétanos :

On recommande un calendrier de vaccination antitétanique durant l'enfance, de **5 doses**. L'idéal serait qu'on offre un rappel entre 4 et 7 ans, suivi d'un autre pendant l'adolescence, par exemple entre 12 et 15 ans. Les doses de rappel du Tetanos peuvent utiliser le vaccin DTC ou le Td en fonction de l'âge de l'enfant. Le vaccin Td devra être utilisé pour les doses de rappel du Tetanos et la Diphtérie au-delà de 7 ans.

O.M.S. RAPPORT D'ÉVALUATION 2014 DU PLAN D'ACTION MONDIAL POUR LES VACCINS

http://www.who.int/immunization/global_vaccine_action_plan/SAGE_Do
V_GVAP_Assessment_report_2014_French.pdf

Groupe stratégique consultatif d'experts sur la vaccination

Le Plan d'action mondial pour les vaccins (GVAP) a deux grandes ambitions :

Premièrement, l'administration universelle de la vaccination : 1,5 million d'enfants meurent encore chaque année de maladies qui peuvent être évitées par les vaccins que l'humanité a mis au point.

Deuxièmement, libérer le vaste potentiel futur des vaccins : leur histoire impressionnante jusqu'à présent n'est que la fondation des grands succès de l'avenir.

… Avec ces deux grandes ambitions, le Plan d'action mondial pour les vaccins vise à faire de la décennie 2011-2020 la « Décennie de la vaccination » …

Le Plan d'action fixe pour la vaccination six cibles essentielles avec des dates butoirs fin 2014 ou 2015. Seule l'une d'entre elles est en voie d'être atteinte…

… Il y a cependant des raisons d'espérer. L'introduction de nouveaux vaccins a connu un certain succès et des changements positifs se sont produits dans certains pays. Une évolution majeure est possible. Le Plan d'action mondial pour les vaccins a été créé pour mettre fin aux inégalités de la vaccination dans le monde et ainsi sauver des millions de vies…

… Cet impératif demeure aussi important et urgent que jamais. Il est inacceptable que le Plan n'arrive pas à obtenir les résultats de l'ampleur requise…

… Les défauts basiques d'intégration signifient que les agents de santé manquent de manière répétée des occasions faciles de proposer les vaccinations lorsque les patients viennent consulter pour d'autres problèmes…

En clair : lorsqu'un patient vient consulter pour un rhume ou un mal de tête, il faut saisir l'occasion pour proposer des vaccinations. Les agents de santé doivent donc être mieux formés en matière de marketing à l'instar de leur maître en ce domaine : Louis Pasteur.

… La distribution des vaccins se heurte à des situations difficiles, comme des guerres ou des flambées épidémiques majeures (telles qu'Ebola actuellement). Il se produira toujours des situations de ce type, mais les vaccins doivent être quand même distribués…

Que les pays en guerre se le disent : même sous les bombes, il faut vacciner !

… Le plan d'action mondial pour les vaccins est vital. Les vaccins sont des produits remarquables. Ils protègent de maladies pouvant laisser des cicatrices, tuer et mutiler.

… On estime qu'ils évitent de 2 à 3 millions de décès par an. Ce sont eux que l'on recherche quand une nouvelle maladie apparaît. Par rapport à leurs grands avantages, leur coût est réduit.

… Les vaccins : une histoire impressionnante et un avenir exaltant … La vaccination généralisée a été l'une

des grandes révolutions de la santé publique au XXe siècle et l'avenir est encore plus prometteur…

Prometteur pour qui ?

… En gardant sous contrôle des maladies transmissibles mortelles ou mutilantes, les vaccins sont, et resteront, essentiels au maintien et au développement des acquis sanitaires… Ils peuvent « changer la donne « pour affronter les flambées et épidémies à l'avenir…

… Des vaccins permettent déjà d'éviter certains cancers dus à des virus et, de plus en plus, ils permettront d'éviter des maladies non transmissibles et auront un effet bénéfique à tout âge...

Bientôt des vaccins anti-cancers pour les enfants et les nourrissons ?

… Les vaccins ont un avenir exaltant, mais c'est dans le présent que les besoins sont les plus grands.

Avenir exaltant pour qui ?

Le présent rapport fait une évaluation objective des progrès. Il est rédigé par le groupe de travail sur la Décennie de la vaccination au sein du Groupe stratégique consultatif d'experts sur la vaccination (SAGE), sur la base des analyses et délibérations tout au long de l'année.

La vaccination pour tous : une progression très en retard. Le Plan d'action mondial pour les vaccins envisageait un monde dans lequel chaque personne puisse jouir d'une vie débarrassée des maladies évitables par la vaccination. Il veut étendre les bienfaits complets de la vaccination à l'ensemble des êtres humains, quel que soit le lieu où ils sont nés, où ils vivent et qui qu'ils puissent être... Il s'agit dans tous les cas d'améliorer la couverture et la fiabilité des services de vaccination de façon à pouvoir avoir accès aux enfants qui ne sont pas encore correctement vaccinés.

Les indiens d'Amazonie ou du Bush australien n'ont qu'à bien se tenir...

Préparation aux épidémies et aux urgences mondiales :

Les pays où il y a un risque d'épidémie ont besoin de plans de préparation fermement ancrés dans leurs plans et leurs services de vaccination en général.

De la même façon, il faut être capable, aux niveaux national et mondial, de réagir rapidement et comme il convient aux situations d'urgence et aux catastrophes naturelles, car la riposte passera peut-être par l'usage rationnel des vaccins.

En ce qui concerne la grippe, un réseau mondial de laboratoires observe les souches de virus en circulation et tous les pays ont besoin de plans de préparation à jour pour faire face à une pandémie.

Or, bien souvent, les plans de préparation sont trop anciens, inapplicables ou tout simplement inexistants. Les gouvernements, l'OMS, l'UNICEF, les fabricants de vaccins et les instituts de recherche soutiennent actuellement l'élaboration de plans de préparation nationaux et s'attachent à développer le potentiel de production de vaccins antigrippaux dans le monde, y compris les travaux entrepris pour mettre au point un nouveau vaccin contre les souches de virus à potentiel pandémique.

Sachons que **45% des fonds de l'Unicef sont affectés à la vaccination** des pays du Tiers-Monde, tandis que

17% seulement sont consacrés à l'eau et à l'assainissement bien qu'un rapport dû à cette même Unicef précise que **« une personne sur cinq dans le monde ne dispose toujours pas d'eau et d'un système d'alimentation fiable »** !

Les enfants du Tiers-Monde ont besoin d'eau propre et de nourriture, **non pas d'agents agressifs qui les font mourir comme des mouches**. Les vaccinations massives des pays d'Afrique ont décimé ces populations mais on persiste toujours à vacciner !

Mieux encore, les autorités mondiales ont lancé le P.E.V. (Programme Elargi de Vaccination universelle des enfants) dont l'objectif est la vaccination de **tous les enfants du monde** contre les **six maladies** les plus communes de la petite enfance : poliomyélite, diphtérie, tétanos, rougeole, coqueluche, tuberculose.

Comment oser dire que la diphtérie, le tétanos et la poliomyélite sont des **maladies communes** de la petite enfance ?

Enquête Inserm

https://www.vidal.fr/actualites/16134/une-enquete-de-l-inserm-confirme-l-hesitation-vaccinale-d-une-partie-des-medecins-generalistes-francais/#vHYHeueqpj5gJRz0.99

Une enquête de l'Inserm confirme « l' hésitation vaccinale » d'une partie des médecins généralistes français. Une étude effectuée auprès de 1 500 médecins généralistes interrogés tous les 6 mois pendant 2 ans et demi. Les médecins généralistes libéraux sélectionnés pour cette étude ont été tirés au sort entre novembre 2013 et mars 2014 au sein du répertoire partagé des professionnels de santé (RPPS).

Fréquence des recommandations vaccinales	Jamais	Parfois	Souvent	Toujours
ROR aux adolescents et jeunes adultes non immunisés	4.3	12.9	22.9	59.9
Méningocoque C pour les 2–24 ans (rattrapage) a	17.6	25.7	23.4	33.3
Méningocoque C pour les enfants de 1 an	15.7	16.7	15.9	51.7
HPV aux filles de 11 à 14 ans b	10.5	17.2	26.8	45.6
Hépatite B aux adolescents (rattrapage)	10.9	26.0	29.1	34.0
Grippe saisonnière aux adultes diabétiques de moins de 65 ans	4.5	11.6	26.2	57.6

a : Une valeur manquante. b : Deux valeurs manquantes.

Malgré les hésitations mises en évidence ci-dessus, la confiance reste forte envers les informations provenant des agences sanitaires et du ministère de la santé, même si cette confiance est encore plus élevée envers les données provenant de sources scientifiques ou de collègues spécialistes :

Confiance dans la fiabilité des informations sur la vaccination provenant.. (%)	Absence de confiance	Confiance faible	Confiance modérée	Confiance forte
du Ministère de la Santé b	5.7	13.3	55.1	25.9
des agences sanitaires	2.8	8.8	57.1	31.3
de sources scientifiques	1.7	3.6	48.3	46.4
de collègues spécialistes	3.4	5.4	52.0	39.3

B : Deux valeurs manquantes.

Les doutes d'une partie du grand public sur la sécurité des vaccins et/ou de leurs adjuvants, relayés dans de nombreux médias, affectent-ils aussi le corps médical ?

Oui, partiellement, selon cette enquête, qui montre que près d'un tiers des médecins interrogés craignent des complications à long terme des vaccinations avec adjuvants.

Près d'un quart redoutent également un lien entre vaccination antigrippale et syndrome de Guillain Barré.

Probabilité perçue de liens entre des vaccins spécifiques et des effets indésirables potentiellement graves (%)	Pas du tout probable	Peu probable	Assez probable	Très probable
Vaccin contre la grippe saisonnière & syndrome de Guillain–Barré a	21.5	54.2	20.5	3.8
Vaccin contre l'hépatite B & sclérose en plaques	48.1	40.3	9.2	2.5
Adjuvant aluminium & maladie d'Alzheimer	38.4	50.0	8.7	2.9
Vaccin contre A/H1N1 avec l'adjuvant AS03 (PANDEMRIX) & narcolepsie a	29.7	49.1	16.5	4.8
Vaccin anti-HPV & sclérose en plaques	51.3	43.3	4.5	0.9
Vaccins contenant des adjuvants & complications à long terme	18.4	48.8	26.3	6.5

a : Une valeur manquante.

Les doutes concernent aussi l'utilité de certains vaccins Plus d'un quart des médecins interrogés estiment que certains des vaccins recommandés par les Autorités sanitaires sont inutiles. Un médecin sur 5 (20 %) considère que les enfants sont vaccinés contre trop de maladies.

Perception de l'utilité des vaccins (%)	Pas du tout d'accord	Plutôt pas d'accord	Plutôt d'accord	Tout à fait d'accord
Aujourd'hui certains vaccins recommandés par les autorités ne sont pas utiles b	38.3	35.3	20.0	6.4
Les enfants sont vaccinés contre trop de maladies b	53.1	26.7	14.6	5.5

b : Deux valeurs manquantes.

LE DEBAT TANT ATTENDU

Le 1er août 2015, le gouvernement avait annoncé la tenue d'un grand débat public sur la vaccination qui devait avoir lieu à l'automne.

De prime abord, cette déclaration semblait être une excellente nouvelle pour les centaines de milliers de familles de qui l'attendaient depuis des décennies. Mais puisque ce débat aura pour but de : « ... *combattre ceux qui jouent sur des peurs scientifiquement infondées.* », comment peut-on qualifier de débat ce qui ne sera, à l'évidence, qu'un concert de louanges à la théorie vaccinale ?

Il en aurait été tout autrement s'il avait été confié à une instance indépendante créée dans ce but : la Conférence nationale de santé (CNS).

Qu'est-ce que la CNS ?

« *Art. L. 1411-3 du Code de santé publique. - La Conférence nationale de santé, organisme consultatif placé auprès du ministre chargé de la santé, a pour objet de permettre la concertation sur les questions de santé. Elle est consultée par le Gouvernement lors de la préparation du projet de loi définissant les objectifs de la politique de santé publique mentionnés à l'article L. 1411-2.*

Elle élabore notamment, sur la base des rapports établis par les conférences régionales de santé, un rapport annuel adressé au ministre chargé de la santé et rendu public, sur le respect des droits des usagers du système de santé. Elle formule des avis et propositions au Gouvernement sur les plans et programmes qu'il entend mettre en oeuvre. Elle formule également des avis ou propositions en vue d'améliorer le système de santé publique. *Elle contribue à l'organisation de débats publics sur ces mêmes questions. Ses avis sont rendus publics. »*

Une de ses trois missions principales (définies par le décret n°2011-503) étant d'organiser des débats publics sur les questions de santé qui lui paraissent importantes et la vaccination étant l'une d'entre elles, c'est tout naturellement que la CNS a voulu s'emparer de ce sujet. Elle rédige également des rapports annuels sur le respect des droits des usagers.

C'est ainsi qu'à la suite de sa Commission permanente du 8 septembre 2015 la CNS a établi un compte-rendu dans lequel elle souhaite que la Ministre de la Santé lui confie à la CNS l'organisation de ce grand débat national sur la vaccination.

Et le temps a passé depuis l'automne 2015, le débat n'a pas eu lieu, jusqu'à l'incident du 19 février 2016, jour où Thomas Dietrich, responsable du secrétariat général du CNS de mars 2015 à février 2016 a démissionné à grands fracas de son poste en remettant une Contribution au rapport de l'Inspection générale des affaires sociales (réalisé par Madame Huguette Mauss) sur le pilotage de la démocratie en santé au sein du Ministère des affaires sociales et de la santé.

http://www.leparisien.fr/societe/la-fracassante-demission-d-un-haut-cadre-de-la-sante-publique-20-02-2016-5564049.php

Dans ce document révélé par Le Parisien qui rappelle que son contenu n'engage que son auteur, Thomas Dietrich déplore que ce débat soit finalement délégué à un organisme sous tutelle de l'Etat, l'Agence nationale de santé publique (fusion INPES-InVS-EPRUS créée par la loi de modernisation de notre système de santé).

http://www.lemonde.fr/sante/visuel/2015/07/09/la-vaccination-dans-la-ligne-demire_4677216_1651302.html#/

Thomas Dietrich conclut ainsi sa contribution :

« Toutefois, malgré ma déception et un sentiment cuisant d'échec, ce que j'emporte avec moi sans un pli, sans une tache, ce n'est pas seulement mon panache comme Cyrano de Bergerac, c'est le souvenir de tous ceux qui croit en ce bel idéal qu'est la démocratie en santé, ceux qui, fonctionnaires, représentants d'usagers, professionnels de santé et j'en passe, se battent au quotidien, en région ou à Paris, pour que la parole des invisibles/impatients en santé soit entendue.

Et l'objectif de mon rapport n'était pas de nier les incontestables réussites que produisent l'opiniâtreté et la force de conviction de ces véritables militants. Il suffit de regarder où en étaient les droits des usagers il y a un peu plus d'une dizaine d'années, avant la loi de 2002. Quel chemin parcouru depuis lors ! Non, le but quasi-kantien que j'ai poursuivi était de mettre en lumière la malhonnêteté de l'administration actuelle vis-à-vis de la démocratie en santé ; afin que toutes les personnes concernées sachent et que des mesures correctrices soient prises sans délai.

Vous me pardonnerez de n'avoir pas pu continuer plus longtemps le combat pour la CNS, pour ses membres avec qui j'ai profondément aimé collaborer, pour des idéaux en lesquels je croyais et je croirai encore. Il est venu un moment où ne pas quitter le Ministère revenait à accepter la mascarade qui était en train de se jouer. Alors, je pars et je vous livre ce document. Peu importe qu'il me crée de nouveaux ennemis, que je subisse par sa faute d'injustes avanies, tant qu'il contribue, ne serait-ce qu'un tout petit peu, à votre quête d'un système de santé plus participatif et donc meilleur...

Car la démocratie en santé triomphera ; comme ce qui est juste triomphe toujours. L'administration se renouvellera, les détracteurs de la participation des usagers quitteront leur poste, d'autres viendront et seront plus ouverts. Et s'ils ne le sont pas, des citoyens de plus en plus au fait de leurs droits les forceront à changer. Peut-être que ce que j'écris là n'est qu'un doux rêve, peut-être que l'exercice du pouvoir ne sera jamais que rapports de forces, horizontalité et poudre jetée aux yeux, mais tant pis : cela vaut quand même la peine d'y croire. »

N'est-il pas surprenant que cette démission d'un haut fonctionnaire ait été si peu relayée par les grands média, notamment télévisés ?

Interview du docteur Françoise Berthoud, pédiatre, homéopathe

Journaliste : *Est-ce que vous pouvez nous parler de la santé des enfants non vaccinés dans votre clientèle ?*

Françoise Berthoud : *Je suis actuellement à la retraite mais j'ai travaillé à Genève en Suisse et c'est vrai que, en tout cas parmi les enfants que j'ai eu dès tout petit ou même dès le ventre de la maman, et surtout parmi ceux qui ont choisi de ne pas faire de vaccins du tout, c'est remarquable la santé de ces enfants qu'on ne voit jamais en fait et qui n'ont pas les otites chroniques et les bronchites de tous leurs petits amis de l'immeuble.*

Donc c'est un sujet que j'ai beaucoup étudié, bon déjà la sagesse populaire, toutes les mamans qui m'ont dit : les enfants des voisins tous vaccinés sont tout le temps malades, les miens jamais.

Quelqu'un qui me dit : moi, ma fille de 16 ans, elle n'a jamais reçu de vaccins, quand elle est malade ça dure 3 jours, des choses comme ça. C'est le quotidien de ce type de médecine.

J'ai aussi regardé dans la littérature ce que je trouvais, et tout autour du monde il y a des gens qui ont fait des études, en particulier avec les enfants qui n'ont pas reçu le vaccin coqueluche.

Ce qui a été fait par Michel Audan d'une part, qui est un chirurgien obstétricien français qui maintenant est à Londres et qui étudie les conséquences du très jeune âge sur la pathologie de l'adolescent ou de l'adulte dans un institut.

Lui a pris des enfants soit de l'école Steiner, soit de groupes d'allaitement maternel prolongé qui n'avaient pas été vaccinés contre la coqueluche et il a prouvé statistiquement que ces enfants avaient jusqu'à 4 fois moins d'asthme dans leur enfance.

Il y a aussi quelque chose de très intéressant, c'est par rapport à l'autisme, il y a beaucoup beaucoup d'études qui sont faites, non par les médecins conventionnels mais par d'autres gens sur les rapports entre l'autisme et la vaccination.

D'une part le rôle du mercure, des métaux lourds dans les vaccins, et d'autre part le rôle du virus du vaccin rougeole. L'autisme est un problème de comportement qui est 300 fois plus fréquent maintenant que quand il a été décrit une cinquantaine d'années et beaucoup de chercheurs attribuent ce fait aux vaccinations et à d'autres pollutions comme les amalgames dentaires etc.

Et il a été prouvé qu'il n'y a pas d'autisme et aussi beaucoup moins d'asthme dans deux communautés importantes aux Etats-Unis, d'une part la communauté des Amish qui sont des gens qui vivent à la campagne avec des rites qui datent de plusieurs siècles en arrière et dans une autre communauté à Chicago où des médecins font des accouchements à la maison qui s'appelle Home-First et suivent des dizaines de milliers d'enfants très peu vaccinés ou pas vaccinés.

Journaliste : Est-ce que vous pouvez nous parler de ce qu'on appelle le drainage homéopathique des vaccinations ?

Françoise Berthoud : Oui ça c'est un sujet très intéressant : certains homéopathes drainent ou nettoient en fait les vaccins avec des médicaments, c'est peut-être une bonne chose mais ce n'est pas ce que j'ai appris, ce que j'ai appris c'est ce qu'on appelle le drainage isopathique, c'est-à-dire qu'on prend la substance même *du vaccin et on en fait, par dilution-dynamisation, un médicament homéopathique.*

Et je dois dire que j'ai de très jolies histoires dans mon quotidien de pédiatre homéopathe par rapport à ça. Je me souviens en particulier d'un jour où j'avais parlé à la télévision du vaccin rougeole, oreillons, rubéole et des doutes par rapport à cette vaccination.

J'avais eu deux ou trois coups de téléphone dont une maman qui me disait : écoutez, je ne sais pas si vous pouvez faire quelque chose parce que depuis cette vaccination mon enfant est éteint, il n'a plus de joie de vivre.

Je lui ai dit et bien venez me voir, j'avais le temps de le voir assez vite, et je me souviens très très bien de cet enfant qui avait 15 ou 18 mois et qui était sur les genoux de sa maman et qui était complètement endormi. Sa maman disait : oui, il n'a plus de vie en fait.

Je lui ai donné chaque semaine ce que je donnais d'habitude : de l'isopathique du vaccin et j'ai fait revenir cette dame. C'était pas dans mon habitude de faire revenir les gens, je leur disais : pas de nouvelles, bonnes nouvelles, mais là j'avais vraiment envie de voir.

Et j'ai vu un petit enfant complètement transformé, absolument vivant, commençant à faire du bruit dès son entrée dans la salle d'attente. Et la maman m'a dit : c'était fascinant, à chaque dose il se réveillait comme une fleur qu'on arrose !

Et il y a plein d'autres histoires comme ça. Bon, ça ne veut pas dire que ça marche toujours, ça veut pas dire : allez-y vaccinez joyeusement, on va pouvoir vous drainer sans problème. Vacciner, ne pas vacciner, c'est un immense sujet.

En tant que praticienne, ce que j'essayais de chercher c'est ce qui était juste pour cette famille-là. Il y a des familles pour lesquelles c'est juste de ne pas vacciner du tout, il y en a d'autres qui ont encore des peurs comme celle du tétanos.

Donc quand je faisais des vaccinations, je suivais toujours avec le drainage, même quand il n'y avait pas de symptômes. Ou alors si des gens venaient avec un enfant plus grand qui était allé chez d'autres médecins avant, qui avait été vacciné et reçu des antibiotiques etc., je faisais un traitement de drainage de tout ce qu'il avait reçu.

Conférence du docteur Didier Tarte du 29 novembre 2013 au Palais des Congrès de Namur

J'ai été formé comme tous mes confrères sur le modèle de la pensée unique… par la suite, progressivement, j'ai rencontré des personnes qui m'ont éveillé, des patients particulièrement et j'ai eu la chance de rencontrer la Ligue pour la Liberté de des Vaccinations en 1987 qui m'a donné les moyens de comprendre ce qui se passait.

La ligue était reliée à une centrale qui leur envoyait tous les documents, articles et publications évoquant le mot vaccin… et là j'ai eu les preuves qu'il y avait énormément de problèmes autour des vaccins, énormément de publications qui faisaient apparaître les effets secondaires qui n'apparaissaient pas ensuite au niveau de la presse officielle parce que les laboratoires détiennent complètement toute la presse médicale et scientifique.

J'ai été médecin du travail pendant les 13 dernières années de mon activité que j'ai terminé en 2011, et là j'ai pu toucher du doigt la manière dont le système fonctionnait.

J'ai été plusieurs fois menacé par le Conseil de l'Ordre, ça impliquait que, à l'issue, je risquais d'être sanctionné et d'être radié.

A la fin de mon activité ils ont essayé d'avoir ma peau quand même et ils m'ont demandé de passer devant leur assemblée parce que j'avais très souvent évoqué dans mon activité les problèmes posés par les vaccins car j'étais horrifié de ce que je voyais dans ma pratique en tant que médecin du travail.

Et je me suis abstenu d'aller les voir parce que ce sont des personnes qui n'ont aucun respect, aucune attention aux autres et donc j'ai démissionné.

Ce que j'ai constaté : la souffrance musculaire des personnes est terrible. Alors j'ai commencé à éplucher les carnets de santé, j'y ai vu une multiplication de vaccins aberrants, on survaccinait les gens tous les 5 ans contre le tétanos – d'après la loi c'était tous les 10 ans mais ça ne posait aucun problème pour les médecins de multiplier les vaccins.

Et quand le vaccin hépatite B est arrivé, en 1994 d'une manière généralisée, et qu'on a diffusé ça énormément sur les adolescents, parce que dans la stratégie des laboratoires ils avaient déjà créé un consortium auprès de l'O.M.S. pour préparer le terrain : sensibiliser l'O.M.S. sur le problème des hépatites... ils ont réfléchi sur la stratégie à mettre en place et ils savaient qu'il y avait une partie de la population qui était réfractaire à une action de santé.

C'était qui ? C'était les adolescents. Donc ils ont établi une stratégie : si on arrive à avoir les adolescents, on aura la population. Donc tout a été basé, pour faire tomber les adolescents dans le panneau, à travers le baiser qui était censé transmettre le virus de l'hépatite... battage formidable avec l'aide de tous les media et on a généralisé la vaccination contre l'hépatite B au point que, ayant eu les adolescents, la moitié des Français a été vaccinée contre l'Hépatite B.

Pour valider mon activité en tant que médecin du travail, on m'a demandé de rédiger un mémoire pendant ma formation... j'ai rédigé un mémoire où simplement je m'interrogeais... parce que j'ai suivi 57 éboueurs dans une Communauté de Communes que j'ai pris en charge en 2001 et en 2003 j'ai rédigé un mémoire dans la direction suivante.

J'avais constaté que ces gens avaient une santé très malmenée, beaucoup d'accidents du travail, beaucoup d'arrêts de travail, certains presque une année… j'ai fait un exhaustif de tous les vaccins reçus par chacun et j'ai repéré les 10 personnes qui avaient reçu le plus de vaccins et les 10 qui en avaient reçu le moins.

J'ai fait apparaître que ceux qui étaient les plus vaccinés avaient 3 fois plus d'arrêts de travail, de maladies parfois très lourdes et très handicapantes, que les personnes les moins vaccinées.

Quand j'ai présenté mon mémoire on m'a fait passer le dernier et on m'a presque injurié en disant que c'était un mémoire déplorable, très mal réalisé et qui n'apportait aucune preuve. (Si j'avais été en présence d'un jury honnête et préoccupé de la santé des personnes, avant que ce mémoire soit présenté, il m'aurait aidé à le réaliser à partir d'un travail statistique plus orthodoxe !)

Donc on m'a menacé au fond de ne pas me donner mon diplôme si je ne reprenais pas complètement ce travail. C'est pour vous dire que le système est pourri de bout en bout. Ce qu'il faut comprendre c'est que le milieu médical actuel ne connaît rien de l'immunité.

Ce qu'il faut savoir c'est que Jenner ou Pasteur n'avaient aucune notion des problèmes de l'immunité. C'est seulement véritablement au moment du sida, dans les années 1980, qu'on a commencé à découvrir l'ampleur et la complexité de l'immunité.

Ce qui est apparu ensuite (autour des années 1990) à travers le travail sur le stress, c'est que l'immunité fait intervenir un axe très complexe avec plusieurs niveaux *d'interactions mutuelles : dimensions psychiques, neurologiques, hormonales et biologiques.*

On ne peut pas intervenir sur l'immunité sans qu'il y ait des contre-coups sur un de ces autres niveaux. Et comme le milieu vaccinaliste n'a aucune notion de ces données de l'immunité parce que eux, ils n'ont qu'un critère, il est très simple : c'est la présence d'anticorps ou pas... généralement ils étudient la tolérance du vaccin.

Qu'est-ce que veut dire ce mot ? Qu'on va regarder, lors des essais, ce qui se passe autour du vaccin dans les quelques jours qui suivent pour des molécules, des protéines qui sont censées avoir une action de plusieurs années, 5 ans, 10 ans !

Est-ce que c'est honnête ? Est-ce que ça a un sens ? Quelle science est là-dedans ? Il n'y a rien... et quand je pense que nous sommes tous formés sur ce modèle et qu'on nous fait croire que tout est parfait et que ce sont les vaccins qui ont fait disparaître les maladies... vraiment il y a de quoi pleurer de prétendre que c'est une science !

Il faut savoir qu'il y a une manipulation formidable au sujet de la disparition de la variole. L'O.M.S. a rendu un document en 1980 au moment où elle a décrété que la variole avait disparu, dans lequel elle dit :

« Les campagnes d'éradication reposant entièrement ou essentiellement sur la vaccination de masse furent couronnées de succès dans quelques pays mais échouèrent dans la plupart des cas. »

L'O.M.S. communiqua ensuite : « L'abandon de la vaccination de masse en faveur de l'approche dite de «surveillance-endiguement» revêtit une importance capitale. [...] On parvenait ainsi à faire complètement échec à la transmission même lorsque l'incidence variolique était élevée et les taux d'immunisation faibles.»

La stratégie de vaccination de masse avait donc complètement échoué et celle, toute simple, de mise en quarantaine des personnes infectées a changé la donne et réussi à éradiquer la variole même dans les zones où l'on n'y arrivait pas.

Par exemple en Inde l'O.M.S. a vacciné de masse en 1962 et dans les années qui ont suivi la variole a explosé ! La vaccination de masse était une impasse totale.

Malgré cela, le mythe a été forgé pour tout le milieu médical, O.M.S. comprise, que la variole avait disparu grâce aux vaccinations ! Voilà le tour de passe-passe historique et toute l'histoire des vaccins traîne avec elle un mensonge délibéré, caractérisé du milieu médical actuel.

C'est la planète entière qui est menacée. Réfléchissez à la chose suivante : aucune philosophie, aucune religion n'a réussi à avoir l'accord de la totalité des humains, cependant toute l'humanité a été vaccinée sans obstacle. Comment est-ce possible ?

Les pires victimes de tout ce système, ce sont les enfants. Quand on pense que dès les premiers mois de la vie, pendant la première année de vie, le calendrier vaccinal prévoit 18 vaccins (regroupés). C'est indéfendable !

Quand on pense que le système immunitaire de l'enfant a besoin de se maturer en 6 ou 7 ans, et l'étape fondamentale de la maturation du système immunitaire des enfants, ce sont les maladies infantiles.

Le respect de l'émergence des maladies infantiles, c'est l'endroit où les enfants expulsent définitivement des énergies, des émotions perturbatrices et où leur système immunitaire se libère des entraves d'un passé quel qu'il soit et à ce moment-là il atteint le début de sa maturité.

Est libéré à ce moment-là tout l'espace psychique, neurologique, hormonal et biologique, il pourra se développer dans toutes ses potentialités sans obstacle. Je pense à la santé des enfants et je vous demande une minute de silence en l'honneur de toutes ces souffrances.

Nos pharmacies sont encombrées de pilules qui ne servent à rien et peuvent même être mortelles. Dans un livre de 900 pages, les professeurs de médecine Philippe Even et Bernard Debré passent au crible 4 000 médicaments. Le résultat est accablant : 50 % d'entre eux sont inutiles, 20 % présentent des risques et 5% sont même « potentiellement très dangereux » !

Mais le tabou des vaccins est toujours là et sans doute cela aurait été beaucoup trop de constater que leurs critiques pourraient exactement s'étendre à la pratique vaccinale. D'autant plus que la démarche vaccinale a inauguré la méthode d'influence et de manipulation dans la pratique médicale. Tout simplement parce que les vaccins ont inauguré les premiers pas de l'industrialisation de la pharmacie associés au lobbying avec l'État.

Enfin et surtout s'ils dénoncent les dangers des médicaments, ils semblent méconnaître totalement la part des vaccins dans l'émergence et la progression des maladies chroniques, auto-immunes et dégénératives (qui justement devient le pain béni pour tous ces nouveaux médicaments qu'ils dénoncent).

En fait nous sommes devant une situation de rupture, car la médecine se trouve dans une impasse. L'impasse biochimique. Elle essaye de trouver les molécules intervenant au niveau de l'ADN pour y contrôler les perturbations. Or ce niveau est régi par une influence d'un autre type d'ordre électromagnétique.

L'ADN participe à deux niveaux de réalité : biochimique et électromagnétique. Il est justement très intéressant de voir apparaître cet espace biophysique dans la structuration du vivant au niveau cellulaire. Or depuis quarante ans maintenant la physique quantique a exploré et déterminé les mécanismes de cet interface au niveau de l'ADN (travaux de Popp, Gurwitsch, Driesch, Burr, Gariaev – voir le site wavegenetic.ru). Cet espace biophysique est régi par des principes d'information lumineuse à base de photons.

Ici nous devons souligner une convergence cohérente de notre société. La révolution d'internet a montré comment l'ensemble des activités humaines (information, transport, stockage, vente ….) est maintenant surveillé, régit, organisé et contrôlé par des dispositifs électromagnétiques. Or cette situation n'est qu'une forme de transposition d'un mécanisme actif dans les espaces biologiques complexes qui utilisent les mêmes possibilités de transfert d'informations instantanées contrôlant et entraînant les réactions biochimiques (complémentarité onde-particule).

Une révolution qui peine à s'inscrire dans la compréhension du monde médical en retard de quarante ans sur ces découvertes fondamentales. Une telle révolution serait capable aussi de réhabiliter des pratiques médicales déconsidérées par les milieux officiels comme l'acupuncture, l'homéopathie, la chromatothérapie. Mais bien plus encore cela permettrait de comprendre la réalité d'une interface entre le corps et l'âme (mot là aussi tabou en médecine) et d'expliquer les mécanismes des NDE (Near death experiences) et leur conséquence.

Nous pouvons alors mieux comprendre comment cette révolution de la connaissance peine à émerger dans le monde médical, un des espaces scientifiques les plus conservateurs (on n'ose pas dire réactionnaire !), qui serait ainsi profondément transformée pour s'adapter à la complexité du vivant à cheval sur des espaces physiques et biochimiques.

Le progrès indispensable pour ouvrir enfin le mystère du vivant. Une révolution et un développement indispensable pour ouvrir la réconciliation entre l'homme et son environnement. Cette nouvelle façon de voir redonnerait à l'être humain un espace de liberté à même de mieux comprendre les mécanismes d'énergie et de conscience qui le parcourent en harmonie totale avec ceux de son environnement.

Une révolution encore plus grande que celle qui s'est présentée en médecine avec la révolution anatomo pathologique associés à tous ces grands noms de la médecine moderne Bichat, Laennec, (mais en science aussi) et au début de la révolution industrielle. Une révolution en phase avec la révolution sociale et politique de cette époque qui inaugura la révolution industrielle dont nous vivons l'actuelle impasse.

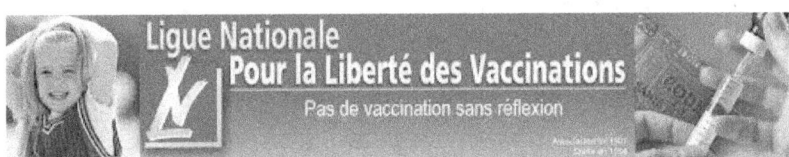

http://www.infovaccin.fr/

Interview de Monsieur Michel Georget, agrégé de Biologie

Le journaliste : *Michel Georget, vous étiez professeur de biologie, vous avez écrit le livre : « Vaccinations, les vérités indésirables », qu'est-ce qui vous a amené à vous occuper particulièrement de la question vaccinale ?*

Michel Georget : *J'ai eu la chance, étant jeune père de famille, de rencontrer un médecin de famille qui n'était pas un fanatique des vaccinations et lorsque je lui posais la question : mais alors est-ce qu'on vaccine ou est-ce qu'on ne vaccine pas ? Il répondait : oui, bon, écoutez je vais vacciner votre fille mais documentez-vous, vous verrez les vaccinations ça n'est pas la panacée et il y a des risques, documentez-vous.*

Alors comme j'étais biologiste, ça tombait bien puisque j'avais accès aux bibliothèques universitaires et j'ai rapidement observé que le discours qui était écrit dans les livres de biologie utilisés dans les collèges et les lycées ne correspondait pas tout à fait à la réalité.

Surtout lorsque l'on a eu accès aux documents de Pasteur, de ses carnets de laboratoires, puisque le famille de Pasteur a donné à la bibliothèque nationale ses cahiers de laboratoire. On s'est aperçu à ce moment-là que l'auréole qu'on avait accordée à Pasteur n'était pas tout à fait justifiée parce qu'il y a eu bien sûr des expériences qui étaient un peu truquées.

Par la suite, lorsque je suis arrivé en retraite, comme j'avais pas mal d'amis dans le corps médical qui savaient que j'avais des documents sur ces sujets-là, ils m'ont demandé de mettre tout ça par écrit, ils m'ont dit : il ne faut pas garder ça pour toi, il faut écrire un livre.

Le Journaliste : *On parle beaucoup du vaccin contre le cancer du col de l'utérus, qu'en est-il exactement ?*

Michel Georget : *D'abord c'est un vaccin qui n'est pas directement contre le cancer du col de l'utérus mais contre l'infection du col de l'utérus qui peut, à terme lointain, entraîner dans certains cas seulement un cancer du col de l'utérus.*

Alors ce sont les derniers vaccins mis sur le marché et moi, mon cheval de bataille c'est l'information. Il faut que les personnes à qui l'on propose, voire à qui on impose les vaccinations soient informées des risques de la maladie bien entendu mais aussi des risques et de l'efficacité des vaccinations.

Dans le cas du col de l'utérus, ça n'est pas fait. C'est une véritable propagande avec des inexactitudes et même de véritables mensonges. Un seul exemple : on présente souvent le cancer du col de l'utérus comme le deuxième cancer féminin derrière le cancer du sein, évidemment ce sont des propos effrayants alors qu'en réalité ce n'est pas vrai du tout.

C'est vrai à l'échelle du globe parce que au moins 80% de ces cancers sont dans des pays en voie de développement, mais ce n'est pas vrai du tout pour les pays développés et en Europe occidentale, selon le pays, le cancer du col de l'utérus est au 14ème ou 15ème rang des cancers féminins, donc il est très loin du cancer du sein.

Parmi les manques d'informations concernant ce vaccin, il y a tout d'abord le fait que, un peu comme pour l'hépatite B dont on a beaucoup parlé également, l'infection par les papillomavirus est spontanément réversible dans 90% des cas grâce au système immunitaire sans aucune séquelle, et c'est donc vrai aussi pour l'hépatite B.

Et lorsque l'infection conduit à des altérations de la muqueuse du col, des lésions peuvent apparaître bien entendu à différents stades mais il faut savoir qu'à tous ces stades, une régression spontanée peut également se produire.

Ces pourcentages sont les suivants : lorsque les lésions sont au 1er stade il y a 60% de régressions spontanées, les 40% qui restent peuvent donc évoluer si l'on ne traite pas vers un 2ème stade où là 40% sont encore réversibles, et au 3ème stade 30% sont encore réversibles. Et à la fin, si aucune précaution n'est prise, aucun traitement n'est envisagé, ça peut évidemment, à ce moment là, évoluer vers un cancer invasif du col de l'utérus.

Ce sont des propos qui sont quand même beaucoup plus rassurants que de dire : ce cancer est le deuxième cancer féminin derrière le cancer du sein. Et puis ce qui est dramatique aussi, c'est qu'il y a des informations qui n'apparaissent nulle part.

J'ai trouvé par exemple sur un site officiel du ministère de la Santé du Canada que, pour les vaccins et d'une façon générale, c'est vrai aussi pour ce vaccin contre les papillomavirus, aucune recherche concernant la toxicité sur la reproduction n'est requise pour les vaccinations.

Or là nous avons affaire à des vaccins qui touchent la sphère génitale, et ce qui est à craindre c'est qu'on se retrouve dans quelques années peut-être avec des problèmes comparables à ceux qui ont été engendrés par le Distilbène, ce médicament, cette hormone de synthèse qui était prise par les femmes il y a une trentaine d'années pendant leur grossesse et qui a conduit à des cancers pour ces femmes et surtout à des anomalies génitales et à des cancers chez la descendance.

Les filles de ces mères qui ont été traitées par le Distilbène ont eu beaucoup de difficultés à avoir des enfants et on en est aujourd'hui à la génération suivante, aux petits-enfants dont les filles et même les garçons peuvent présenter des anomalies de l'appareil génital et voire des développements de cancers.

On a donc là un exemple de transmission à travers les générations d'une toxicité d'un médicament et il n'est pas du tout impossible qu'une telle toxicité soit retrouvée aussi pour le vaccin contre le cancer du col de l'utérus.

Discours de Françoise Joët (association Alis) à la Mutualité le 24 novembre 2009

Mesdames et Messieurs, je parle ici ce soir au nom de milliers de personnes qui refusent de voir leur santé et celle de leurs enfants mise en danger par des injections vaccinales hasardeuses et systématiques. Même si on ne les entend pas, ce sont des milliers de voix qui s'élèvent chaque jour pour réclamer le droit de choisir le meilleur moyen de préserver cet équilibre que constitue la santé.

Or s'il est un domaine où les libertés fondamentales de l'individu sont bafouées, c'est bien celui des vaccinations. Voilà 200 ans qu'elles sont pratiquées, massivement et à l'aveugle, et de plus en plus sans la moindre preuve scientifique, je dis bien scientifique de leur efficacité, de leur utilité et de leur innocuité ait été fournie. Un paradoxe qui n'a d'équivalent dans aucun autre domaine.

Pourquoi ? Comment en est-on arrivé là ? Et bien depuis Jenner, et surtout Pasteur, la vaccination s'est érigée en dogme qui a donné naissance à une institution in-questionnable. Ce qui a permis l'installation progressive d'une main-mise sur les citoyens de la par de l'Etat en collusion avec l'industrie pharmaceutique et les donneurs d'ordres que sont les grands organismes sanitaires internationaux et leurs complices qui les financent.

La vaccination par conséquent n'est pas une affaire de santé mais une affaire de pouvoir et d'argent. Elle n'est pas non plus un objet de connaissances mais de foi. Dans ce contexte où le pouvoir et les intérêts mercantiles priment, il n'est pas étonnant que toutes les dérives soit

150

possibles : vaccinations de masse à la hussarde notamment dans le Tiers Monde, adjonction dans les vaccins de produits toxiques de plus en plus nombreux et de plus en plus toxiques pour une rentabilité maximale, alourdissement du calendrier vaccinal, aucune précaution avant vaccination ni aucun suivi après, aucune information exhaustive ni du public ni des médecins, aucune vaccino-vigilance, aucune reconnaissance des accidents post-vaccinaux à part de très rares exceptions après un parcours du combattant pour la victime, maquillage des données et propagande avec la complicité des grands media.

Et enfin : vote des obligations vaccinales assorties de sanctions, amendes, peines de prison, suppression des droits parentaux, licenciements, chantage à l'embauche, persécutions et interdictions d'exercer pour les médecins.

Ce tableau qui peut vous paraître peut-être incroyable est pourtant le vrai visage de la vaccinologie. Derrière le masque se cache une triste réalité qui a instauré la maladie à la place de la santé et la soumission à la place de la conscience. De ce fait, les conséquences d'une politique de fausse prévention par la vaccination sont très lourdes, tant dans le domaine médical que dans le domaine de l'éthique et du droit.

D'une part on observe une dégradation de la santé des populations partout dans le monde avec l'émergence de nouvelles maladies - plus de 5 000 maladies rares sont actuellement répertoriées – ou la résurgence d'anciennes maladies. Tout cela suite à la pression de sélection des germes ou à leur mutation favorisée par les vaccinations.

D'autre part on constate l'intrusion dans nos sociétés de problèmes nouveaux que nous ne savons pas résoudre et qui génèrent des dépenses colossales. Il en est ainsi avec l'autisme, les troubles du comportement et des maladies de dégénérescence qui atteignent des gens de plus en plus jeunes.

Au niveau de l'éthique, les vaccinations forcées sont incontestablement une atteinte à l'intégrité physique pourtant défendue par la Constitution et le Droit français, tout comme le Droit européen. Imposer les vaccinations conduit également à commettre des abus de confiance grâce à l'usage du mensonge et de la peur. Particulièrement lorsqu'on fait croire aux parents qu'un bébé a besoin absolument de toute une collection de vaccins avant l'âge de 2 ans, alors que son système immunitaire de peut pas faire face.

En outre, des pressions intolérables sont exercées sur la société au nom de la couverture vaccinale alors que la santé est uniquement celle de l'individu, principe réaffirmé en 1997 dans la convention Doviedo qui stipule que l'intérêt et le bien de l'être humain doivent prévaloir sur le seul intérêt de la société et de la science. Et ça, tous les Etats européens l'ont signé, c'est fondamental.

Alors, que demandons-nous ? Et bien en premier lieu que la vaccination n'échappe plus au Droit et que l'on cesse de violer la Constitution avec des obligations vaccinales directes ou indirectes.

Cela suppose premièrement le respect des lois démocratiques qui garantissent les libertés fondamentales de l'individu. Deuxièmement cela suppose le respect du code de déontologie médicale. Et enfin troisièmement cela suppose le respect du principe de précaution et de son corollaire le principe de prudence. Dans le doute on doit s'abstenir et non pas s'obstiner.

Nous ajouterons qu'il faut que cessent les vaccinations de masse qui n'ont jamais rien résolu et qui s'apparentent à une expérimentation grandeur nature, cautionnant ainsi le massacre d'un certain nombre d'innocents.

Par ailleurs, la prise en compte des nouvelles connaissances scientifiques en biologie, virologie, immunologie etc. doivent amener à une remise en question de pratique vaccinale et de son bien-fondé. Car les données scientifiques actuelles intègrent une vision du monde microbien totalement opposée à celle du pasteurisme.

Il va sans dire que pour toutes ces raisons, il est grand temps d'établir un bilan rigoureux de la politique vaccinale qui doit être réalisé, s'entend, par des spécialistes totalement indépendants des lobbies pharmaceutiques et financiers.

Depuis des années, l'association que je représente – Alis – suggère aux parlementaires le vote d'une clause de conscience à accorder à tous les citoyens. Plusieurs propositions de loi ont déjà été faites mais jamais examinées faute de volonté politique.

Je terminerai en disant que nos sociétés ne survivront pas si leurs citoyens continuent à subir ce qu'ils n'approuvent pas et qui dégrade leur santé. Que dès maintenant grâce à l'Alliance pour la Santé, et c'est notre souhait, se construise une société d'hommes et de femmes qui sachent reconquérir leur souveraineté et leur liberté, celle de leurs corps étant une exigence primordiale.

Une dernière phrase : c'est le choix de la vie et non celui de la destruction qu'il nous faut faire, seul gage de la pérennité et du bon fonctionnement de nos démocraties.

http://www.alis-france.com/

La France a infecté la planète entière

Quelle tristesse de constater que c'est notre pays, la France, qui a infecté tous les pays du monde avec cette théorie anti-naturelle de la vaccination, injectant les métastases de ce véritable cancer de la médecine dans tous les systèmes de santé de la planète.

Ainsi les Etats-Unis ont-ils déclaré la guerre à tous les opposants telle que Barbara Loe Fisher, présidente du National Vaccine Information Center, qui lutte depuis 34 ans pour défendre la vie et les droits de l'homme. Voici le discours historique qu'elle a prononcé en 2014 au Congrès de Minneapolis sur la liberté en matière de santé. Merci à Initiative Citoyenne de nous avoir autorisé à le reproduire ainsi que les discours qui suivent, tous tirés du NVIC.

http://initiativecitoyenne.be/ et http://www.nvic.org/

« Ces petites merveilles sont les cadeaux les plus précieux que nous fait la Vie. A peine nés, ils ne cessent de nous émerveiller. Nous avons l'impression de les aimer de tout notre cœur et plus que tout. Ces petits nous aiment, nous font totale confiance comme personne d'autre ne le fera jamais.

Et... un jour, nous réalisons qu'ils ont grandi, qu'ils font leur propre vie et, qu'à leur tour, ils tiennent leurs propres bébés dans les bras. C'est bien ainsi que se déroule l'ordre naturel de la vie.

Mais cet ordre naturel, beaucoup de petits enfants ne le connaîtront jamais. Certains sont déjà morts, d'autres iront rejoindre les rangs des handicapés, d'autres encore grandiront et mourront dans des institutions d'état avec des corps d'adultes et des cerveaux de bébés. Pour ces enfants, l'ordre naturel des choses aura été changé pour toujours par des vaccins fabriqués de main d'homme, et qu'ils ont été légalement contraints de recevoir.

Aujourd'hui, l'un des thèmes de conversation parmi les plus importants concerne notre liberté de choisir : avons-nous encore la liberté de choisir comment nous allons maintenir notre santé physique, notre santé mentale, notre santé émotionnelle, notre santé spirituelle ? Ces questions nous poussent finalement à examiner des politiques scientifiques, philosophiques, juridiques, économiques et culturelles complexes.

Ce qui rassemble tous ceux qui entrent dans le débat ouvert sur la vaccination et sur la santé, c'est l'engagement de défendre l'intégrité physique, ainsi que le droit inaliénable à l'autodétermination qui a été mondialement reconnu comme un droit humain fondamental. Parmi les problèmes les plus débattus et ayant trait à la santé, il y a celui de savoir si des individus peuvent entrer en désaccord avec les politiques officielles de santé, ainsi que celui d'exercer leur liberté de pensée, de parole, de conscience à propos des vaccinations.

La vaccination est un acte médical qui a été promu à un statut sacro-saint par ceux qui contrôlent le système médical officiel. On proclame que la vaccination est la découverte scientifique et l'acte médical le plus important de toute l'histoire de la médecine.

En utilisant des symboles religieux et un discours de « croisade », les partisans de la vaccination, la décrivent comme étant un véritable Saint-Graal. Ils prétendent que les vaccins vont éradiquer toutes les causes de maladies et de décès sur la terre. Et ceux qui en doutent ne sont que des ignorants insensés.

Dans les années 1970, le Docteur R. Mendelsohn, Pédiatre, qui se décrivait lui-même comme un hérétique médical, a voulu avertir le peuple que la science était devenue une religion et que la vaccination était devenue son nouveau sacrement.

Au 21ème siècle, si vous refusez de croire que la vaccination est un devoir civil et moral, et si vous osez remettre en question la sécurité des vaccins ou revendiquer le droit légal de refuser un ou plusieurs vaccins recommandés par le gouvernement, vous courez le risque d'être étiqueté hérétique, anti-scientifique, traître menaçant la santé publique et, en tant que tel, vous ne méritez que d'être humilié, réduit au silence et puni pour votre contestation.

La liberté de pensée, de parole et l'autonomie

« Pour savoir qui vous impose sa loi, il suffit simplement de trouver qui vous n'êtes pas autorisé à critiquer », a déclaré Voltaire, le grand écrivain du 18ème siècle, de l'Age des Lumières. Voltaire a été emprisonné plusieurs fois à la Bastille parce qu'il avait voulu défendre la liberté de pensée et de parole avant la Révolution Française.

Il n'y a jamais eu meilleure époque que la nôtre pour mettre au défi ceux qui veulent, d'une main de fer, diriger notre santé. Nous avons le pouvoir, et tout ce qui nous est nécessaire.

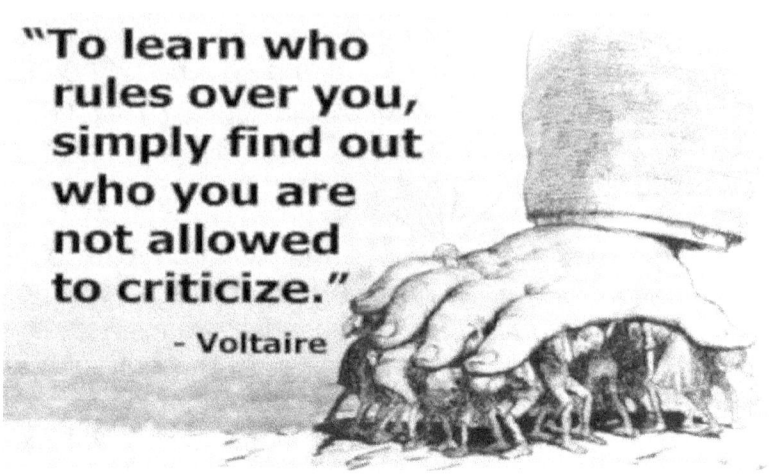

"To learn who rules over you, simply find out who you are not allowed to criticize."

- Voltaire

L'information, c'est le pouvoir

Au 21ème siècle, nous possédons les outils nécessaires qui nous permettront d'accéder à un nouvel âge des Lumières afin de libérer le peuple et lui permettre de reprendre en main et sa liberté et sa santé… Internet nous permet de contourner les médias achetés, dominés par l'industrie et les gouvernements. Internet nous permet, grâce à nos ordinateurs, tablettes, smart-phones, de communiquer largement et publiquement ce qui est arrivé à notre santé, à celle de nos enfants après des vaccinations.

Nous sommes reliés les uns aux autres comme nous ne l'avons jamais été, et il est grand temps de parler des vaccins, des microbes et des véritables causes de la mauvaise santé des populations. Il est grand temps de faire face à nos peurs et d'arrêter de croire que nous et nos enfants allons tomber malades, allons mourir si nous ne croyons pas et n'exécutons pas les ordres de ceux auxquels nous avons donné le pouvoir de gérer notre système de santé avec une main de fer.

Un peuple libre a le pouvoir de rejeter le seul recours à un unique modèle médical souvent dispendieux, certains disent même inefficace, qui a dominé les affaires de santé aux Etats-Unis depuis maintenant près de deux siècles. [...]

Un peuple libre peut refuser d'acheter des aliments génétiquement modifiés. Un peuple libre a le pouvoir de prendre ses distances vis-à-vis des médecins qui menacent et punissent des patients qui refusent d'obéir à leurs ordres de se faire vacciner chaque année contre la grippe, ou de faire administrer à leurs enfants tout le programme vaccinal recommandé sans qu'ils puissent poser de questions ou réclamer des exemptions.

Les arguments les plus rationnels et les plus irréfutables pour défendre les libertés en matière de santé, comme en matière de vaccinations sont fondés sur l'éthique, la loi, la science et l'économie. Le droit humain à un consentement libre et éclairé à la vaccination est le meilleur exemple qui doit, sans plus attendre, faire se lever les américains pour défendre, sans compromis, leur droit inaliénable à l'autonomie et à la protection de leur intégrité physique.

Au NVIC, nous encourageons fermement le principe hippocratique « d'abord ne pas nuire ». Au NVIC, nous n'argumentons pas pour ou contre les vaccins. Nous soutenons le droit légal et fondamental de prendre des décisions informées et volontaires en matière de santé, comme de choisir de faire tous les vaccins recommandés par le gouvernement, quelques uns de ces vaccins seulement ou pas de vaccin du tout.

Avec le NVIC, nous agissons dans un environnement qui devient chaque jour plus hostile et qui est créé par l'alliance médicale commerciale, l'industrie et le gouvernement qui veulent faire passer des lois qui obligeraient tous les américains sans exception à faire tous les vaccins recommandés officiellement ou à subir les sanctions prévues.

Les habitants de Californie se sont levés pour défendre les exemptions à la vaccination. En 2012, de nombreux habitants de Californie se sont rendus à Sacramento pour protester contre une loi introduite par un parlementaire pédiatre et qui avait pour objectif de rendre plus difficile l'obtention d'exemption à la vaccination pour raison de croyances personnelles.

Ces citoyens ont répondu à nos appels et ont défilé devant les bâtiments du Capitole, parfois accompagnés de leurs enfants, attendant parfois des heures pour pouvoir présenter leur témoignage à la foule. Des mamans, des papas, des grands-parents, des infirmières, des médecins et des étudiants en chiropraxie se sont succédés devant les micros pour présenter leurs témoignages, parler des dommages de santé subis et parfois des décès .

Les Californiens ont inspiré les citoyens du Colorado à se lever en 2014

Les actions, les lettres, les e-mails, les témoignages, les appels lancés par les Californiens en 2012 ont encouragé les habitants du Colorado à suivre ce bon exemple quand l'exemption pour croyances personnelles a fait l'objet d'attaques au Colorado. Cette fois, il y eut un nombre suffisant de parlementaires au Colorado qui se sont inclinés devant les évidences.
Tous les efforts des citoyens ont été payants, car ils ont pu faire maintenir l'exemption (de vaccination) pour croyances personnelles.

Einstein a dit : « *Ne faites jamais rien contre votre conscience* »

Albert Einstein a risqué d'être arrêté en Allemagne dans les années 1930 quand il a pris la parole pour condamner la censure et la persécution des minorités. C'est alors qu'il a dit : « Ne faites jamais rien contre votre conscience, même si l'état vous le demande. ». Il faut beaucoup de force pour agir de manière indépendante. Quand tout le troupeau court tout droit vers la falaise, celui qui court dans une direction opposée ne peut que paraître fou.

Ghandi : « *Dites ce que vous pensez !* »

Ghandi a souvent été persécuté par la majorité qui dirigeait le pays pour avoir contesté leur autorité. Il a eu recours à la désobéissance civile pour manifester sa contestation politique. Il a dit : « Ne vous excusez jamais d'être droit et correct, d'être en avance sur votre temps. Si vous avez raison et que vous en êtes certain, dites clairement ce que vous pensez. Même si vous êtes le seul de la minorité, la vérité restera toujours la vérité. »
Le fait de partager ce que vous savez être la vérité donnera du courage aux autres pour pouvoir faire des choix selon leur conscience.

La vaccination n'est pas un acte patriotique

Il n'y a pas de liberté plus fondamentale et de droit naturel plus inaliénable que la liberté de penser de manière indépendante, et de suivre sa conscience quand il s'agit de choisir ce qui pourrait risquer notre vie ou celle d'un de nos enfants. Et c'est la raison pour laquelle le consentement éclairé et volontaire par rapport à un risque médical est un droit humain fondamental. En dépit de ce que vous raconte la propagande diffusée par des experts payés, se faire vacciner n'est nullement un acte patriotique, et refuser un vaccin recommandé par le gouvernement n'est nullement un acte criminel. C'est tout simplement un choix.

Bien que nous soyons nés égaux, nous ne sommes pas tous les mêmes.

La vaccination doit dépendre d'un choix parce que, bien qu'étant tous nés égaux, avec des droits égaux selon la loi, nous ne sommes pas tous les mêmes. Chacun d'entre nous est né avec des gènes différents, un miocrobiome unique influencé par l'épigénétique qui influence la manière dont nous répondons à l'environnement dans lequel nous vivons.

Nous ne répondons pas tous de la même manière aux maladies infectieuses et nous ne répondons pas tous de la même manière aux produits pharmaceutiques comme par exemple les vaccins. Les lois de santé publique qui ne respectent pas la biodiversité et qui forcent tout le monde à être traité de la même manière, sont dangereuses et non éthiques.

Mon fils a fait une réaction grave au vaccin Diphtérie-Tétanos-Coqueluche

Quand mon fils Chris a commencé à souffrir de convulsions, d'état de choc et d'inflammation du cerveau dans les heures qui ont suivi sa vaccination Diphtérie-Tétanos-Coqueluche (acellulaire), j'ai compris pour la première fois ce que voulait dire « appartenir à une minorité ». Il avait alors deux ans et demi.

L'inflammation du cerveau à la suite du vaccin a été suivie d'une régression

L'inflammation du cerveau, aussi appelée encéphalopathie dont mon fils Chris a souffert après sa vaccination DTCa a été suivie d'une détérioration progressive de sa condition physique, mentale et émotionnelle, sans compter les infections chroniques, les diarrhées récurrentes, de nouvelles allergies, l'absence de progrès, la perte des acquis précédents, l'incapacité de concentration, ainsi que des modifications de la personnalité et du comportement.

Les risques de faire confiance sans vérification

Ce qui est arrivé à mon fils, qui était en parfaite santé en 1980, m'a poussée à en apprendre davantage et à essayer de comprendre pourquoi les médecins ne parlent pas des risques vaccinaux et surtout pourquoi un produit commercial qui peut endommager le cerveau et tuer des gens puisse être rendu obligatoire.

Pourquoi ai-je cru de manière irrationnelle que les vaccins étaient sûrs et efficaces à 100% ? Pourquoi avais-je fait une confiance aveugle au médecin au lieu d'étudier la vaccination avec le même zèle que j'avais manifesté quand j'ai fait des recherches sur l'alimentation, l'exposition à des produits toxiques pendant la grossesse, l'accouchement avec ou sans péridurale, l'allaitement ou le biberon ?

Tout un parcours pour trouver des réponses

J'ai reçu réponse à certaines de mes questions au cours des deux ans de recherches que j'ai effectuées avec l'historien de la médecine Harris Coulter. J'ai alors appris que le vaccin contre la coqueluche contenait une toxine dangereuse, une endotoxine, de même que de l'aluminium et du mercure qui peuvent rendre la barrière hémato-encéphalique perméable.

Cette recherche a abouti à la publication en 1985 de notre livre : DPT : A Shot in theDark. Harris et moi furent *les premiers à signaler une association entre l'inflammation du cerveau et des dysfonctionnements que les médecins appellent convulsions, problèmes d'apprentissage, déficit d'attention et autisme. Mais il faudrait encore 25 autres années de recherche et de contacts avec des politiciens, des médecins de l'industrie, du gouvernement pour pouvoir répondre aux autres questions qui restent en suspens.*

Chaque personne connaît quelqu'un…

En 1982, quand j'ai contacté des parents qui avaient des enfants dont la santé avait été endommagée par le vaccin DTC, et quand j'ai fondé le « National Vaccine Information Center », le nombre des Américains qui s'interrogeaient sur la sécurité des vaccins était tellement faible qu'un sondage n'aurait probablement rien pu montrer.

Trois décennies plus tard, les sondages nationaux révèlent que la majorité des parents Américains avouent que leur souci numéro un, par rapport à la santé, a trait à la sécurité des vaccins.

L'explication de cette situation est tout simplement le fait que chaque personne connaît au moins une autre personne qui était en bonne santé, qui s'est fait vacciner et n'a, dans la suite, plus jamais connu une bonne santé.

Militarisation de la politique vaccinale : la peur a pris la place de la confiance

Les mamans posent généralement des questions logiques sur la vaccination à leur médecin. Mais quand il arrive parfois à ces derniers de réagir à ces questions avec une rage irrationnelle ou un refus catégorique de continuer à assurer les soins médicaux quand les mamans refusent certaines vaccinations, il devient alors parfaitement clair que quelque chose ne tourne pas rond quand des médecins se croient obligés de promouvoir et de forcer l'utilisation d'un produit pharmaceutique.

La militarisation de la politique vaccinale aux Etats-Unis est en train d'éroder la confiance qui existait entre les patients et leur médecin, et c'est la peur qui a pris la place de cette confiance brisée. Et puis aux Etats-Unis, on est passé de 23 doses de 7 vaccins à 69 doses de 16 vaccins. Une des raisons pour lesquelles les gens posent de plus en plus de questions sur les vaccins est le fait que de grands changements se sont produits dans la politique vaccinale depuis 1982.

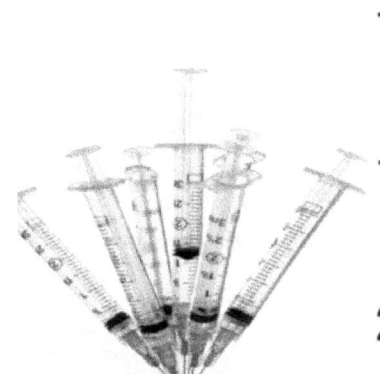

1982:
23 doses of
7 vaccines

1997:
33 doses of
10 vaccines

2014:
69 doses of
16 vaccines

La justification utilitariste transformée en loi

Il est important de noter qu'au début du 20ème siècle, dans l'affaire Jacobsen V. Massachusetts, la Cour Suprême s'est clairement basée sur des justifications utilitaristes en décidant qu'une minorité de citoyens qui s'opposaient à la vaccination devaient être forcés de se faire vacciner au service de la majorité. Aujourd'hui, la pensée utilitariste porte un nom plus banal et plus joli. On parle du « plus grand bien ».

L'utilitarisme militant fait courir des risques aux minorités

[…] Le Troisième Reich s'est servi de la pensée utilitariste comme excuse pour diaboliser les minorités jugées menaçantes pour le bien-être de l'Etat. Avec le soutien des officiels de la santé, la toute première minorité qui fut considérée comme devant être sacrifiée comptait des enfants gravement handicapés, des malades chroniques, des débiles mentaux, en bref les « mangeurs inutiles » comme ils furent appelés.

La liste des personnes qui étaient étiquetées comme présentant une menace pour la santé, la stabilité économique ou la sécurité de l'état a continué à s'allonger pour inclure les minorités de gens qui étaient trop vieux, trop juifs, trop catholiques, trop catégoriques dans leurs opinions ou simplement ceux qui ne voulaient pas croire que ce qu'affirmaient les dirigeants de l'Etat était vrai. C'était la liste des personnes stigmatisées par l'Etat, et qui devaient être diabolisés, isolés, craints, suivis de près, isolés…

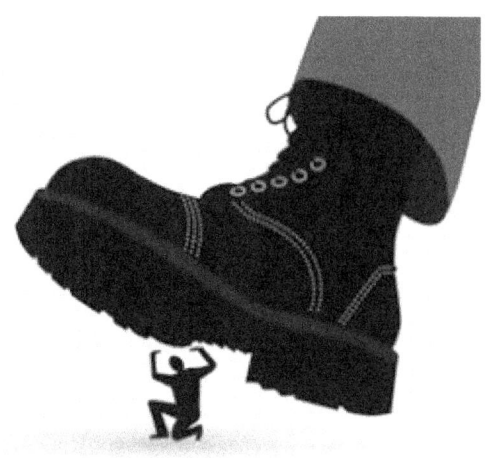

L'utilitarisme relève d'une pseudo-éthique discréditée

L'utilitarisme relève d'une pseudo-éthique discréditée qui a été utilisée pour justifier d'horribles abus par rapport aux droits de l'homme, et pas seulement au cours du Troisième Reich, mais aussi par rapport à l'expérimentation scientifique sur des humains, le traitement inhumain des prisonniers ou des dissidents politiques dans de nombreux pays. C'est la raison pour laquelle ce principe ne devrait jamais pouvoir servir de guide dans quelque politique que ce soit ou dans la création de lois par n'importe quel gouvernement.

Bien que nous ne puissions marquer notre accord quant à la qualité et à la quantité des preuves scientifiques utilisées par les gouvernements pour déclarer que les vaccins sont sans danger au niveau de la population ; bien que l'Etat puisse avoir le pouvoir, il n'en a certes pas pour autant l'autorité morale pour décréter qu'une minorité d'individus nés avec certains gènes ou certaines susceptibilités biologiques doivent renoncer à leur propre vie, sans leur consentement, parce que la majorité au pouvoir a estimé qu'il s'agissait de ce qu'on a appelé « le plus grand bien ».

Nos vies sont définies par les choix que nous faisons

La route que nous prenons dans cette vie est définie par les choix que nous faisons. Si nous ne sommes pas libres de faire nos choix, la route que nous prenons dans la vie n'est plus la nôtre. Les choix que nous faisons, il est vrai, peuvent comprendre des risques pour notre corps qui abrite notre esprit. Mais ces choix comptent parmi les plus profonds que nous puissions faire dans cette vie. C'est la raison pour laquelle nous devons être libres de pouvoir les exercer.

Plus malades que les générations précédentes

Les américains ne savent pas que leurs enfants sont obligés de subir plus de vaccinations que n'importe quel pays au monde n'en exige. Les enfants, les jeunes adultes sont aujourd'hui plus malades que les générations qui les ont précédés. Nous assistons à des épidémies de maladies chroniques et de nombreux handicaps sont à déplorer.

Vaccinés dès le premier jour de vie !

Il y a encore tellement de choses que les scientifiques ne savent pas à propos du développement et du fonctionnement du système immunitaire.

En 1991, le CDC a décrété que tous les nourrissons en bonne santé, nés de mères en bonne santé devaient recevoir le vaccin contre l'hépatite B dans les 12 heures qui suivent la naissance, alors que l'hépatite B est une maladie qui se transmet par voie sanguine et qui sévit surtout chez les adultes utilisant de la drogue par voie intraveineuse ou qui ont plusieurs partenaires sexuels.

En outre, aux Etats-Unis, l'hépatite B a toujours été rare chez les nourrissons et les enfants. Le vaccin recombinant contre l'hépatite B est le premier vaccin génétiquement modifié qui a reçu l'aval des autorités sanitaires aux Etats-Unis. Ce vaccin n'a été testé que sur quelques centaines de nourrissons nés de mères infectées par l'hépatite B avant que le CDC ne recommande aux pédiatres d'administrer le vaccin à chaque nouveau né en bonne santé, né de mère en parfaite santé. Les compagnies pharmaceutiques, les officiels de santé et les médecins s'autorisent maintenant à manipuler le système immunitaire du fœtus en développement dans le sein de sa mère.

Tout a commencé en 2006. Les officiels du CDC ont conseillé aux obstétriciens d'administrer chaque trimestre un vaccin contre la grippe aux femmes enceintes.

C'est en 2011 que le vaccin Diphtérie-Tétanos-Coqueluche fut ajouté au programme de vaccination pour chaque femme enceinte, bien que ce vaccin n'ait pas reçu de licence pour une administration de routine chez la femme enceinte. – Les officiels du CDC disent aux médecins que c'est O.K. d'administrer ces vaccins chaque trimestre aux femmes enceintes quelque soit le peu de temps qui puisse séparer deux grossesses.

Le but de cette pratique est de remplacer l'immunité passive naturellement acquise et transférée de la mère au bébé par l'immunité artificielle donnée par le vaccin. La FDA (Food & Drug Administration) classe ces quatre vaccins dans la catégorie B ou C des médicaments destinés aux femmes enceintes. Ce qui veut dire qu'il n'existe pas d'études contrôlées adéquates qui peuvent prouver que ces vaccins sont très sûrs pour le développement du fœtus ou pour la femme enceinte... Il est à nouveau inquiétant de prendre conscience qu'une fois de plus les vaccins « passe-partout » ont pris le pas sur la véritable science.

En 2013, un Institut de Médecine a, une fois de plus, reconnu qu'il y avait d'énormes lacunes dans la science vaccinale. Il a reconnu que les médecins ne savent pas prédire quels seront les enfants qui souffriront des effets secondaires des vaccins.

L'Institut de Médecine a aussi conclu que le programme de vaccination recommandé par le CDC n'a pas été adéquatement et scientifiquement évalué par rapport à la sécurité. Il a précisé : les éléments-clé de tout le programme (vaccinal), le nombre, la fréquence, l'ordre, les moments propices et l'âge auquel sont administrés les vaccins ; ces éléments n'ont pas été examinés au cours des études et des recherches.

Le programme vaccinal des enfants est-il sûr ?

La guerre aux micro-organismes rend-elle notre monde plus sûr ou compromet-elle l'intégrité biologique de la race humaine. Je ne pense pas qu'il soit sage de berner notre Mère Nature, comme de perturber l'équilibre de ses plans merveilleux.

En plus de toutes ces questions à propos de la vaccination et de la santé qui restent sans réponse, nous assistons à une guerre sans précédent contre la liberté de pensée, d'expression, contre l'autonomie même des personnes ici en Amérique.

Des médecins haut placés qui créent et vendent des vaccins brevetés et recommandés sont autorisés à s'immiscer dans la politique vaccinale fédérale. En outre, ces gens sont applaudis quand ils s'autorisent à dire aux médecins et aux parents qu'un enfant peut, sans aucun problème, recevoir jusqu'à 10 000 vaccins à la fois.

Les universités reçoivent de l'argent des compagnies pharmaceutiques et du gouvernement pour effectuer des essais cliniques sur les vaccins, alors que des experts en bioéthique autoproclamés et des professeurs réclament que soient criminalisées les personnes qui refusent les vaccins. Ainsi donc, des parents peuvent être accusés de meurtre si un de leurs enfants non vacciné transmet une maladie infectieuse à une autre personne qui en décède ! […]

Des idéologues et des propagandistes payés s'occupent d'orchestrer des campagnes haineuses sur internet pour nuire à la réputation, détruire les carrières de médecins, scientifiques, journalistes, juristes, vedettes et parents qui mettent en doute la sécurité des vaccins et qui réclament la liberté vaccinale.

On exerce des pressions sur les médecins et les infirmières qui vaccinent pour que ces gens ferment les yeux sur le fait que nous ne sommes pas tous pareils.

Tout le monde sans exception doit être candidat à la vaccination. On va jusqu'à conseiller aux personnes dont l'immunité est gravement compromise de recevoir la plupart des vaccins. On vaccine des personnes atteintes de cancer, de sida. On néglige de prendre en compte les effets secondaires antérieurs de certains vaccins sous prétexte que ce n'est pas important. On se permet donc de vacciner à nouveau.

Et…quand quelque chose de grave arrive, on parle de coïncidences. Il existe un déni collectif qui veut que les vaccins n'aient rien à voir avec toute une série d'effets secondaires. A quelque niveau que ce soit, personne n'est responsable, que ce soient les fabricants, les vendeurs, ceux qui autorisent, recommandent, rendent obligatoires les différents vaccins.

C'est une chose pour le gouvernement que de tenir des vaccinations à la disposition du public qui, en fin de compte, aura la liberté de choisir; c'est une chose complètement différente d'intimider le peuple :

Pas de vaccin ? Pas d'école
Pas de vaccin ? Pas d'emploi
Pas de vaccin ? Pas de soins médicaux
Pas de vaccin ? Pas d'assurance
Pas de vaccin ? Pas de visa

Le jour est-il proche où il ne nous sera plus possible d'obtenir un permis de conduire, de prendre l'avion, *d'obtenir des réductions d'impôts, de louer un hôtel, de faire des achats si nous ne pouvons pas apporter les preuves que nous avons reçu toutes les doses de tous les vaccins recommandés par le gouvernement ?*

Cette situation risque bien de se produire si les Américains ne se décident pas à se lever aujourd'hui pour saisir les tribunaux, faire appel au législateur, claironner publiquement l'information pour pouvoir enfin mettre des limites au pouvoir de ceux qui, de main de fer, dirigent le système des soins de santé. […]

La science n'est pas statique, les médecins ne sont pas infaillibles et nous ne sommes pas tous pareils. Si on permet à l'état d'intimider des personnes pour leur injecter des produits biologiques de toxicité connue ou inconnue aujourd'hui alors, il n'y aura plus de limites par rapport aux libertés que l'état s'autorisera d'enlever au nom du plus grand bien.

Pourtant, les signes sont bien là qui nous montrent qu'il n'est pas trop tard pour nous forger un nouveau destin où la véritable santé, la liberté, la vie personnelle, la sagesse de la nature, comme notre besoin de vivre en harmonie avec elle, auront enfin toute leur place. Au milieu des souffrances et de l'oppression que nous percevons tout autour de nous, nous voyons grandir un merveilleux éveil de personnes qui ne veulent plus être malades et dénuées de véritable pouvoir.

C'est merveilleux d'être en vie, de lutter, d'être engagé et d'assister à ce réveil de l'humanité qui va balayer un paradigme désuet et mortifère pour que puisse émerger une nouvelle conscience lumineuse. Nous n'arrêterons pas, nous avons foi en la vérité. Notre mission continue. Nous ne voulons pas de vaccinations obligatoires aux Etats-Unis !

Extraits du discours de Barbara Loe Fisher du 1er décembre 2015.

« 2016 sera la 34ème année que je lutte pour la sécurité vaccinale et les droits de l'homme. Depuis plus de 20 ans je n'ai cessé d'avertir qu'un jour viendrait où les extrémistes vaccinalistes et les profiteurs s'arrangeraient pour créer des lois qui contraindraient les Américains à acheter et à se faire inoculer des vaccins rendus obligatoires par le gouvernement, comme pour punir ceux qui auraient envie de refuser.

Malgré tout, ce fut un fameux choc pour moi de voir que tout cela s'est déjà passé en Californie et que les extrémistes se préparent, l'année prochaine, dans d'autres états à attaquer les exemptions pour raisons religieuses ou de conscience.

[...] J'ai été éduquée dans le profond respect des valeurs et croyances sur lesquelles notre République a été fondée, de même que dans le respect des droits naturels et principes démocratiques soulignés dans la Constitution des Etats-Unis.

[...] Cette année, quand les extrémistes et les profiteurs se sont servis des quelques cas de rougeole qui se sont produits à Disney Land pour attaquer la liberté d'expression, de pensée, les croyances religieuses, mon cœur s'est serré. Il était vraiment pénible de constater que l'on ne se gênait plus pour diaboliser de braves gens qui n'avaient fait que critiquer des vaccins insuffisamment testés, ainsi que des politiques inhumaines de vaccins passe-partout.

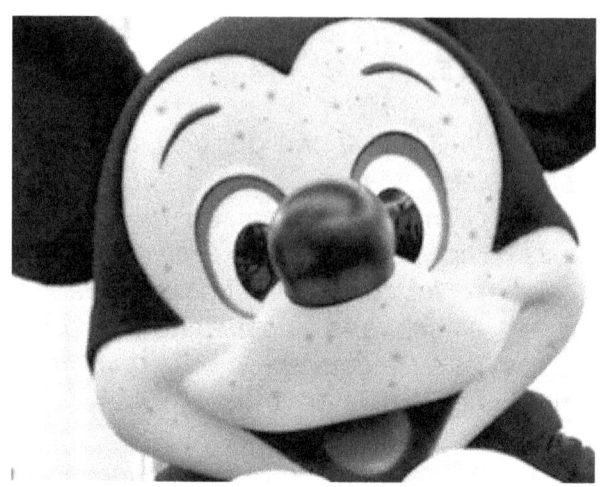

Et quand des douzaines de projets de loi médicaux poussés par l'industrie pharmaceutique et le monde médical ont été introduits dans plusieurs états pour éliminer les exemptions pour raison de conscience ou pour des motifs religieux, j'en ai eu le souffle coupé. On allait maintenant pouvoir traquer, discriminer, isoler et punir ceux qui ne voulaient pas se conformer à la politique gouvernementale.

Qu'est-ce que le peuple allait faire ? Allait-il s'incliner, se recroqueviller devant ses oppresseurs ou allait-il se lever pour défendre ses droits élémentaires et ses libertés civiles ?

[...] Le Congrès a suggéré aux Agences Fédérales de Santé de créer des partenariats commerciaux avec l'industrie pharmaceutique. Les politiciens ont donné aux extrémistes et aux profiteurs l'argent et le pouvoir de faire ce qu'ils voulaient, sans prendre la responsabilité légale de leurs actes, y compris obliger les citoyens à payer et à se faire injecter des douzaines de vaccins ou se voir refuser le droit à la scolarisation des enfants, l'accès aux soins médicaux et à l'emploi.

Nous sommes en train de vivre le plus grand désastre de santé publique de toute l'histoire de notre pays:

1 enfant sur 45 (qui a reçu toute une série de vaccins) est autiste en Amérique aujourd'hui ; 1 enfant sur 6 souffre de troubles de l'apprentissage, un enfant sur 9 souffre d'asthme, 1 sur 10 souffre de déficit de l'attention avec hyperactivité; 1 personne sur 12 souffre de dépression; 1 personne sur 400 est devenue diabétique et des millions d'autres souffrent d'autres formes de maladies auto-immunes, de troubles cérébraux avec inflammation chronique du cerveau ou du corps. Il y a tant d'enfants qui ont le cerveau ou le corps enflammés, inflammation entretenue par un programme fédéral de vaccins insuffisamment testés.

Ces vaccins qui sont injectés à des femmes enceintes, comme le tout premier jour de la naissance, manipulent artificiellement la réponse immunitaire et induisent des inflammations qui pourraient ne jamais disparaître. Il faudra pas mal de muscle, d'énergie et d'argent pour éviter que notre navire ne coule. Réveiller les gens est la première étape. Tous doivent s'engager et voter pour des hommes et des femmes intègres qui pourront défendre nos libertés. La deuxième étape consistera à ne plus voter pour tous ceux qui menacent notre liberté.

Situation désespérée pour ceux qui nient les risques des vaccins

Ce sont effectivement des temps désespérés pour ceux qui continuent à nier les risques des vaccins. Nous le savons parce que nous assistons à tant d'actes de désespoir de médecins déterminés à mettre fin au débat public sur la vaccination et la santé. Ceux qui veulent nier les risques des vaccins déploient un maximum d'efforts pour restreindre l'accès du public à l'information, camoufler les dommages vaccinaux, les décès, et s'arranger pour violer le droit fondamental à un consentement libre et éclairé.

Pas de vaccins contre la grippe ? Pas d'emploi !

2013 avait à peine commencé que des agences de Santé publique et des associations médicales professionnelles demandaient que les infirmières et les membres du personnel de soins de santé soient licenciés s'ils refusaient d'obéir aux ordres qui les enjoignaient de se faire vacciner contre la grippe – il n'y avait pas d'exception et on ne pouvait poser aucune question. Peu importait que ce vaccin comporte des risques, qu'il soit inefficace et quasi inutile contre les souches les plus répandues cette année aux Etats-Unis.

Projet de loi pour rendre le vaccin obligatoire

Cette première mesure a été suivie par la mise en place d'une législation soutenue par les autorités sanitaires et les associations professionnelles médicales financées par les pharmas comme l'Académie Américaine de Pédiatrie dans les états du Texas, d'Oregon, d'Arizona et du Vermont. Leur objectif était d'éliminer ou restreindre les exemptions à la vaccination pour donner plus de pouvoir aux médecins et ainsi contraindre enfants et adultes à subir la vaccination – sans exceptions et sans questions à poser.

Rapport de l'Institut de Médecine : où trouver la véritable science vaccinale ?

A la mi-janvier, le Comité de l'Institut de Médecine a publié un rapport qui a permis d'ouvrir les yeux de certains. Ce rapport reconnaissait que seulement 37 études scientifiques avaient examiné la sécurité de l'actuel calendrier vaccinal américain pour les nouveau-nés et enfants de moins de 6 ans qui comprend un total de 49 doses de 14 vaccins comparativement aux 23 doses de 7 vaccins recommandées en 1983. Suite à l'absence d'un nombre suffisant de bonnes études scientifiques, le Comité se trouvait dans l'impossibilité de déterminer si le nombre de doses et le timing recommandé par le gouvernement était ou n'était pas associé au développement de problèmes chroniques de santé comme des convulsions, des problèmes d'auto-immunité, des allergies, des problèmes d'apprentissage, des cas d'autisme au cours des six premières années de vie.

Prévalence de l'autisme aux Etats-Unis : 1 enfant sur 50

En mars, un rapport a été publié par le Centre National des Statistiques de Santé. Ce rapport estimait que parmi les enfants qui fréquentaient l'école aux Etats-Unis, 1 enfant sur 50 avait reçu un diagnostic de trouble du spectre autistique (TSA). En 2004, il s'agissait d'1 enfant sur 150. En 1992, c'était 1 enfant sur 500 et en 1986 1 enfant sur 2.000.

En avril, qui est le mois de sensibilisation à l'autisme aux Etats-Unis, on assista à des pressions tous azimuts de la part de médecins à l'intérieur, comme à l'extérieur du gouvernement pour rejeter toute association entre la forte hausse du nombre de vaccins administrés aux enfants au cours des 30 dernières années et les fortes augmentations correspondantes des cas d'autisme chez les enfants.

Ces médecins savaient, mais de nombreux parents aujourd'hui ne savent toujours pas que le débat public sur l'inflammation du cerveau due aux vaccins, les troubles cérébraux chroniques et les dysfonctionnements immunitaires, comprenant aussi l'autisme, a commencé 16 ans avant qu'une étude soit publiée dans The Lancet en 1998 et qui examinait l'association possible entre le vaccin ROR (Rougeole, Oreillons, Rubéole) et l'autisme.

Le CDC ne confirme pas l'affirmation du Docteur Offit que 10.000 vaccins sont sans danger pour les bébés. *(CDC : Centres Américains de Contrôle des Maladies)*

Le vendredi 1ᵉʳ avril, une étude menée et financée par le CDC a été publiée dans le Journal of Pediatrics. Cette étude précisait que « l'exposition croissante aux protéines stimulant les anticorps et aux polysaccharides des vaccins n'est pas associée à un risque d'autisme » et, par conséquent, les vaccins ne causent pas l'autisme. Il s'agissait en fait d'une tentative pathétique pour valider une hypothèse machiavélique émise en 2002 par un développeur de vaccin, Paul Offit, qui affirmait qu'un enfant pouvait réagir sans problème à l'administration de 10.000 vaccins en même temps.

Cependant, n'importe quel étudiant en science possédant une compréhension élémentaire des méthodes de recherche en matière de santé et qui serait au fait des effets des ingrédients vaccinaux comme de la différence entre l'immunité naturellement acquise et l'immunité induite par les vaccins, pourrait aisément comprendre qu'en l'absence d'un groupe de contrôle non vacciné, l'étude serait fatalement biaisée. Cette étude n'a en fait rien prouvé du tout quant à la relation possible entre l'administration de plusieurs vaccinations dans la première enfance et le développement de l'autisme parmi des enfants génétiquement différents avec ou sans augmentation de la susceptibilité biologique aux réactions indésirables à la vaccination.

Les pédiatres qualifient les parents faisant partie des réseaux sociaux de « trouble-fêtes »

Le 15 avril, Pediatric News a publié les résultats d'un sondage en ligne qui présentait une lapalissade : dans les réseaux sociaux, les connaissances, les valeurs et les croyances d'une personne, ainsi que l'opinion des amis et des familles influencent fortement les décisions concernant la vaccination. Les parents qui émettent des doutes quant à l'innocuité des vaccins et ont recours à des calendriers vaccinaux alternatifs ont été péjorativement étiquetés de « trouble-fêtes ».

Les pédiatres qui ont commenté l'enquête ont fait entendre que les parents « trouble-fêtes » ne fondaient pas les décisions qu'ils prenaient par rapport aux vaccins sur « une logique rationnelle » et sur des « preuves scientifiques » parce qu'ils étaient influencés par des amis « trouble-fêtes » et des informations trompeuses sur des sites non-conformistes et « trouble-fêtes » eux aussi. Apparemment, il ne fut tenu aucun compte du fait que les parents dits « trouble-fêtes » n'ont pas pu être convaincus par cette pauvre science comme par cette rhétorique creuse qui préconise des vaccins passe-partout.

Un journaliste et un magazine attaqués pour avoir mis en cause la sécurité du Gardasil

C'est en avril également qu'un journaliste chevronné et animateur de radio a été personnellement attaqué par des pédiatres et des responsables de la Santé publique à Buffalo, dans l'état de New York, pour avoir osé écrire un article mettant en cause l'innocuité du vaccin Gardasil et avoir exhorté les parents à faire des choix éclairés en matière de vaccins. Des médecins indignés ont menacé de ruiner financièrement le magazine qui a publié l'article et de retirer toute publicité payante si l'article n'était pas supprimé.

Offit tente de diaboliser les parents « trouble-fêtes »

Fin avril, un journaliste de CNN a cité des médecins qui attribuaient les épidémies de coqueluche, de rougeole et d'oreillons aux personnes non vaccinées des pays développés parce que ces dernières diffusaient leurs doutes sur internet quant à la sécurité des vaccins, mettant du même coup en danger la santé du monde. La réaction du Docteur Offit ne se fit pas attendre : « C'est la classe moyenne supérieure, les parents bien éduqués de race blanche qui boudent les vaccins. Ces gens ont généralement fait des études supérieures, occupent des postes de gestion et sont habitués à tout contrôler » a-t-il déclaré platement.

Les médecins qui sont entrés dans le jeu du blâme et de la critique ne sont même pas d'accord entre eux pour affirmer que les parents « trouble-fêtes » qui s'interrogent sur les vaccins ne sont que des gens stupides et irrationnels ou peut-être des gens bien éduqués, riches, de race blanche, qui refuseraient de reconnaître la supériorité intellectuelle et l'infaillibilité de ceux qui portent les titres de docteur en médecine, docteur ès science quelque soit la couleur de leur peau ou l'argent qu'ils gagnent.

Les docteurs Offit, Halsey ,Plotkin, Omer, et autres qui nient les risques que présentent les vaccins s'occupent de critiquer tout le monde sauf bien entendu eux-mêmes par rapport aux tristes statistiques qui montrent qu' 1 enfant sur 50 en Amérique développe un type de dysfonctionnement immunitaire et cérébral appelé autisme, alors que précédemment, avant qu'on ne multiplie par trois le nombre de vaccins administrés aux bébés, on ne comptait qu'1 cas sur 2 000 enfants.

Régression vers une mauvaise santé après la vaccination : une expérience universelle

Ce que les médecins qui se complaisent dans le négationnisme refusent d'accepter, c'est qu'aujourd'hui tout le monde connaît quelqu'un qui était en bonne santé qui s'est fait vacciner et qui, dans la suite, ne s'est plus jamais senti bien. Cette régression vers un état de mauvaise santé, ce type d'expérience universelle de souffrances et de risques après l'utilisation d'un produit pharmaceutique a une longue histoire parfaitement documentée.

Ces risques et ces échecs expliquent pourquoi le débat public sur la santé et les vaccinations se poursuivra au 21ème siècle et devra continuer. Ce débat continuera jusqu'à ce que les médecins (qui poussent les enfants et les adultes déjà plus vaccinés et malades que jamais), à recevoir de plus en plus de vaccins, se décideront enfin à présenter de meilleures explications que : « c'est la faute de mauvais gènes », « on a aujourd'hui de meilleurs diagnostics » ou « tout n'est que coïncidence ».

Les fabricants de vaccins et les médecins qui sont effectivement à l'abri de toute responsabilité n'en ont pas moins un strict devoir éthique

Aux Etats-Unis, les fabricants de vaccins sont à l'abri de toute responsabilité devant les tribunaux civils. Les médecins qui promeuvent et administrent les vaccins sont aussi à l'abri de toute poursuite en cas de complications vaccinales.

Les médecins qui échappent à toute responsabilité sur le plan juridique n'en ont pas moins une plus grande obligation éthique d'encourager leurs patients et les parents d'enfants mineurs à s'informer le mieux possible au sujet des risques que comportent les vaccins. Ils ont aussi l'obligation morale de respecter les décisions des patients et des parents, même si personnellement, ils ne partagent pas la décision prise.

La liberté de pensée, de parole et de conscience est protégée par la Constitution aux Etats-Unis. La confiance du public dans l'intégrité des politiques de santé publique est détruite lorsque des médecins ne respectent pas le droit au consentement éclairé par rapport à des risques médicaux et quand ils se comportent en intimidateurs en lieu et place de guérisseurs pleins de compassion dont le principal objectif est d'abord de ne pas nuire.

Les êtres humains ont connu deux siècles d'orthodoxie vaccinale. Cette orthodoxie veut nous faire croire que la vaccination est efficace, sans danger, et que les gouvernements doivent la rendre obligatoire. Tout cela a commencé avec l'insistance des médecins pour que tout le peuple accepte le vaccin contre la variole. Cette situation a explosé au cours du siècle dernier quand le gouvernement américain a voulu que chaque enfant reçoive 69 doses de 16 vaccins.

Cette orthodoxie vaccinale devait s'appliquer pour chaque maladie, chaque vaccin et chaque personne quels que soient ses besoins ou sa sensibilité.

Aujourd'hui, tout le monde connaît des personnes qui étaient en bonne santé, qui se sont fait vacciner, et n'ont, dans la suite, plus jamais pu recouvrer la santé. Et quand, pour une personne que nous aimons, les risques de la vaccination sont de 100%, l'attitude la plus logique à avoir est de s'informer davantage pour que pareille chose ne puisse plus jamais arriver.

Les pédiatres : gardiens de la connaissance vaccinale

Quand j'étais jeune, l'endroit où l'on pouvait acquérir gratuitement des connaissances, c'était la bibliothèque publique de la ville. J'en ai largement profité pour me documenter en histoire, art, biologie, philosophie et littérature. Puis, dans les années 1960, j'ai rejoint le groupe de femmes qui se sont inscrites à l'université. J'ai alors pu avoir accès à une bibliothèque universitaire pour apprendre encore davantage.

Quand je suis tombée enceinte à la fin des années 1970, une des premières choses que j'ai faites fut de me rendre à la bibliothèque pour pouvoir lire des livres sur la grossesse, l'accouchement, la nutrition afin que je puisse donner à mon bébé le meilleur départ dans la vie. Mais, bizarrement aucun de ces livres ne contenait d'information sur les risques de la vaccination. Les pédiatres qui étaient les gardiens de la connaissance vaccinale ne partageaient pas l'information sur les réactions des vaccins avec les mamans. Ils voulaient cependant leur faire comprendre qu'ils respectaient le principe hippocratique « d'abord ne pas nuire ».

C'est le manque de connaissance qui explique pourquoi je n'ai pas pu identifier les symptômes classiques d'une inflammation du cerveau qui s'est produite chez mon enfant dans les heures qui ont suivi la quatrième injection du vaccin diphtérie-tétanos-coqueluche.

1982 : Protestations de parents par rapport à la sûreté vaccinale

Mécontente de ne pas avoir pu disposer de la connaissance qui aurait permis d'épargner mon enfant, j'ai rejoint le groupe de parents dont les enfants avaient eu la santé endommagée par les vaccins, et ai finalement lancé un nouveau mouvement Américain pour la sécurité vaccinale et le consentement éclairé.

Cela se passait 16 ans avant qu'un médecin britannique n'écrive un article au sujet du vaccin ROR et de l'autisme ; et 26 ans avant qu'une vedette d'Hollywood explique comment son fils a développé l'autisme après la vaccination ; et 34 ans avant qu'une somme de 3,3 milliards de dollars soit accordée en dédommagement aux victimes des vaccins qui avaient souffert de troubles cérébraux et du système immunitaire (National Childhood Vaccine Injury Act)

La connaissance, c'est le pouvoir

C'est le troisième président des Etats-Unis, Thomas Jefferson qui a dit : « la connaissance, c'est le pouvoir ; la connaissance, c'est la sécurité, et la connaissance c'est le bonheur. » Jefferson a toujours été un fameux défenseur de l'éducation et de la libre pensée. C'est lui qui a garanti la liberté de religion, la liberté d'expression, la liberté de la presse. Il considérait que ces libertés constituaient les droits les plus importants repris dans le premier Amendement de la Constitution Américaine.

Pourtant, aujourd'hui en Amérique, quand nous prenons l'initiative de nous instruire sur la vaccination et les maladies infectieuses, nous sommes publiquement étiquetés d'« ignorants » et d'« égoïstes » si les connaissances que nous venons d'acquérir nous amènent à être en désaccord avec l'orthodoxie vaccinale. La connaissance, c'est le pouvoir, et comme l'a si bien dit un poète du 19ème siècle : « le doute grandit avec la connaissance ». Ainsi, il n'est pas étonnant que les médecins gardiens de la connaissance des risques, des secrets et des mythes ayant trait à la vaccination, se sentent, au 21ème siècle, menacés par les personnes qui ont décidé d'avoir libre accès à la « bibliothèque de médecine en ligne » et qui ont l'audace de s'engager dans des conversations non censurées au sujet des vaccins.

Les parents instruits rejettent l'orthodoxie vaccinale

Des études de plus en plus nombreuses font apparaître, que les parents instruits de la classe moyenne qui se sont donné la peine de s'informer en arrivent à rejeter l'orthodoxie vaccinale. En réaction, ceux qui contrôlent et profitent du système de vaccination de masse n'hésitent pas, selon l'orthodoxie, à recourir aux techniques classiques de propagande pour persuader les législateurs de rendre les vaccinations obligatoires pour tous les Américains ou leur faire encourir des sanctions qui foulent aux pieds les droits civils et humains.

L'année dernière, à cette époque, nous avons assisté à une campagne médiatique sans précédent, frisant l'hystérie, pour fustiger quelques cas de rougeole à Disneyland. Tout ce cinéma pour pouvoir justifier la suppression des exemptions pour croyances personnelles dans le cadre du système éducatif et de la garde d'enfants en Californie. Les parents qui s'opposaient à l'obligation vaccinale ont été diabolisés. On a même parlé de les emprisonner. On a aussi assisté à une censure en ligne dans le débat public sur les risques et les échecs vaccinaux. On a été jusqu'à retirer la licence de médecins qui s'interrogeaient sur la sécurité des vaccins.

Cette année, on a déjà commencé à humilier tous ceux qui rejettent l'orthodoxie vaccinale. La veille du Nouvel An, l'éditorial d'un journal du Colorado n'a pas hésité à qualifier de « bizarres », « fous », et « irresponsables » tous ceux qui ne veulent pas s'incliner et se conformer aux dictats du gouvernement. Il a même été dit qu'il *fallait faire voter une loi pour contraindre ces personnes à se conformer.*

Deux jours plus tard, un magazine national d'entreprises ciblait le médecin d'une famille juive pratiquant la médecine holistique parce qu'il avait émis des critiques sur la sécurité des vaccins, et s'opposait à l'interdiction faite aux enfants de familles juives de participer à un camp d'été s'ils n'avaient pas reçu chaque dose de vaccins prévus au calendrier vaccinal fédéral. Il a été accusé d'être « une menace pour la santé publique » ! A cette époque, il fut suggéré de retirer la licence d'exercer aux médecins qui, comme lui, critiquaient l'orthodoxie vaccinale.

Les décès et dommages causés par les vaccins ne font aucune discrimination

Les décès et les dommages causés par les vaccins ne font aucune discrimination de race, de classes sociales, sauf quand les gens sont maintenus dans l'ignorance, qu'ils sont économiquement dépendants et incapables de faire des choix éclairés. Comme il y a de plus en plus de femmes en Amérique, quelle que soit leur race ou leur classe sociale, qui obtiennent un diplôme universitaire, elles ne manqueront pas d'approfondir leurs connaissances sur les risques de la vaccination quand elles seront mamans.

Il s'agit là d'une des raisons pour lesquelles nous assistons à une accélération des efforts du gouvernement et de l'industrie pour éliminer le droit au consentement libre et éclairé par rapport au risque vaccinal en Amérique.

Ceux qui s'inclinent devant l'orthodoxie vaccinale ont droit à leurs croyances, mais il ne conviendrait nullement de leur accorder le droit légal de persécuter et de sanctionner les concitoyens qui refusent de se conformer. Quel que soit le nom qu'on lui donne, la tyrannie sera toujours la tyrannie.

Se lever pour défendre les libertés civiles et les droits de l'homme

Tant que nous disposons encore de la liberté d'expression, de presse, de pensée, de conscience et de religion en Amérique, il nous faut l'exercer à chaque occasion.

Si nous nous levons tous pour lutter et défendre les droits dont certains ont malheureusement, déjà été perdus, nous avons toutes les chances de ne pas en perdre davantage demain.

La connaissance est l'antidote de l'orthodoxie vaccinale parce que la connaissance, c'est le pouvoir.

Abonnez-vous à la Newsletter du NVIC et au journal The Vaccine Reaction pour pouvoir vous informer au mieux. Apprenez à identifier et à signaler les réactions vaccinales. Donnez-vous la peine de lire les notices du ou des fabricants de vaccins...

Profitez de l'année 2016 pour reprendre votre pouvoir en approfondissant vos connaissances sur la science vaccinale, la politique vaccinale et la loi. N'hésitez pas à devenir enseignant, à transmettre vos connaissances à votre famille, à vos amis, ainsi qu'aux dirigeants de vos communautés. Vous ne savez pas combien de vies vous pourrez peut-être sauver. Il s'agit de votre santé, de votre famille, de votre liberté de choisir ! »

Grande manifestation à Sacramento le 9 juin 2015 et auditions au Parlement de Californie contre le projet de loi SB277 qui veut rendre les vaccinations obligatoires et supprimer les exemptions

« Ce projet de loi (SB277) n'a rien à voir avec la rougeole ou la coqueluche, déclare Barbara Loe Fisher, Présidente du « National Vaccine Information Center ». Il veut essentiellement enlever aux pères et aux mères le pouvoir de faire des choix sur des questions médicales à risque pour leurs jeunes enfants, et remettre ce pouvoir dans les mains des médecins. Ainsi sera mise en place une politique de vaccination passe-partout sans que quiconque prenne la moindre responsabilité pour les dommages éventuels. »

Témoignage crucial d'une des victimes des vaccins mystérieusement escamoté au cours d'une audition au Parlement de Sacramento

Je m'appelle Joshua Coleman et voici mon fils Otto (6 ans). Quand il est né, Otto était en parfaite santé. A chaque visite chez le pédiatre, Otto a été la cible d'une série de vaccins. Il a reçu tous les vaccins prévus par le programme officiel. Quand Otto a eu 17 mois, il a reçu quatre vaccins qui contenaient six valences différentes. A cette époque, il marchait, courait, faisait de « l'escalade » tout comme les petits garçons de son âge.

Un matin, quand je suis rentré dans sa chambre, peu de temps après qu'il eût reçu ses 6 vaccins, j'ai eu la peur de ma vie car il ne parvenait plus à se tenir debout. Nous l'avons immédiatement conduit aux urgences. Au cours des jours qui ont suivi, Otto a dû endurer une pénible ponction lombaire, un scanner du cerveau et une IRM. On a découvert qu'il souffrait d'une réaction auto-immune qui s'appelle myélite transverse. Les médecins nous ont expliqué à ma femme et à moi que son système immunitaire s'était embrouillé et qu'il avait commencé à attaquer sa propre moelle épinière, causant ainsi de graves dommages.

Nous avons demandé pourquoi tout cela était arrivé. Le médecin nous a dit qu'il était très probable que ce soit une réaction à un vaccin, ou à un virus. La dernière hypothèse a de suite été rejetée parce qu'Otto n'avait présenté aucun signe de maladie. C'est alors que le médecin claqua la porte mettant ainsi fin à toute discussion qui aurait pu nous faire comprendre comment notre fils qui était en bonne santé et qui savait marcher s'était brusquement retrouvé paralysé.

Aucune enquête ultérieure ne fut réalisée pour pouvoir déterminer ce qui avait fait que notre petit qui marchait et courait se retrouvait brusquement dans un fauteuil roulant pour le restant de ses jours. Plus tard, nous avons emmené notre petit garçon à l'hôpital John Hopkins pour de nouveaux examens. Là, les médecins ont envisagé toutes les raisons possibles qui auraient pu expliquer la paralysie de notre fils. Toutes les raisons possibles à l'exception des vaccins.

Tout cela n'avait pas de sens et n'a toujours pas de sens aujourd'hui, alors que chaque médecin qui avait examiné Otto dans quatre autres hôpitaux différents avait mentionné que les vaccins que notre fils avait reçus à proximité de sa paralysie pouvaient être le coupable le plus vraisemblable.

En tant que parents, nous revivons les moments qui ont précédé la paralysie de notre fils pour essayer de voir plus clair dans cette situation qui a mal tourné. Nous pensons revenir sur le fait que nous n'avons absolument pas eu la moindre occasion de donner un consentement éclairé par rapport à ce qui fut fait à notre fils de 17 mois dans le bureau de ce médecin.

Le pédiatre ne nous a demandé aucun renseignement sur l'histoire de notre famille. Notre pédiatre ne nous a pas demandé si Otto, ma femme ou moi étions allergiques à l'un des ingrédients des vaccins que notre fils allait recevoir. Il n'a pas non plus examiné les notices avec nous, les contre-indications, les effets secondaires possibles, les signaux d'alerte pour nous permettre d'être à l'affût de tout signe qui nécessiterait une intervention médicale immédiate comme cela se fait avec toute autre espèce de médicament prescrit, à l'exception des vaccins.

Non seulement il n'a pas examiné tous ces éléments avec nous, mais ne nous les a même pas montrés pour que nous puissions en prendre connaissance ! Il a également omis de mentionner que pas un seul vaccin n'a jamais été testé en respectant la norme d'or scientifique, celle d'une étude en double aveugle contrôlée contre placebo (solution neutre ou une solution saline).

Au lieu de cela, les vaccins sont testés par rapport à d'autres vaccins, des combinaisons de vaccins, adjuvants ou ingrédients susceptibles eux-mêmes de provoquer des dommages. Pour ajouter au choc que nous avons reçu et à l'horreur, la combinaison des vaccins multiples qui sont administrés en une fois n'a jamais fait l'objet d'étude, en dépit du fait qu'ils sont administrés dans un ordre aléatoire, dans de multiples combinaisons jour après jour à des millions d'enfants !

Pas un seul médecin n'a pensé à prendre contact avec la FDA, le CDC, le CHPH ou le HHS après les dommages subis par notre fils après la vaccination. Pas un seul médecin n'a fait le moindre rapport au VAERS (Vaccine Adverse Event Reporting System), comme requis par la loi nationale de 1986 sur les dommages vaccinaux.

Parmi tous les médecins que nous avons consultés, pas un seul ne nous a parlé du VAERS, de leur obligation légale de faire parvenir un rapport ou de nous suggérer de rédiger nous-mêmes un rapport. On n'a jamais envoyé des échantillons de sang à des experts pour être examinés. Les numéros de lots des vaccins multiples qu'Otto a reçus n'ont jamais été signalés pour éventuellement détecter des « hot lots » pour s'assurer que ce qui était arrivé à notre fils n'arrive pas à d'autres enfants.

Réalisons comment les choses auraient pris une toute autre tournure si Otto avait contracté la maladie de la vache folle à partir d'un hamburger qu'il aurait mangé : des appels auraient immédiatement été lancés, des rapports auraient immédiatement été déposés, une enquête aurait immédiatement été diligentée. On aurait lancé des avertissements, les médias auraient été alertés. Quand il s'agit de dommages vaccinaux ou de décès après des vaccins, rien de ceci ne se produit. Comme résultat : Otto est maintenant cloué dans un fauteuil roulant.

Pour ajouter l'insulte à l'injure, pas un seul médecin n'a eu la décence et la compassion de nous parler du programme de dédommagement (Vaccine Injury Compensation Program (VICP). Au moment où nous en avons entendu parler par d'autres parents, il était légalement trop tard pour déposer plainte pour notre fils Otto...le bref délai de prescription de 3 ans avait expiré.

Nous avons donc dû survivre sur les revenus d'un seul traitement étant donné les soins constants que nécessitait la paralysie d'Otto. L'entièreté du fardeau pour subvenir aux nécessités de la famille, ainsi que les énormes factures de l'hôpital reposaient entièrement sur les épaules d'une seule personne. La surtaxe de 75 cents prélevée sur chaque vaccin, seule police d'assurance des parents par rapport à des dommages vaccinaux, aura été versée en pure perte… on nous a en fait refusé la possibilité de déposer plainte.

Il est tragique de constater que l'affaire d'Otto n'a absolument rien fait bouger. Les souffrances qu'il endure maintenant, son incapacité permanente, rien ne sera fait pour éviter que ces malheurs touchent d'autres enfants. Votre enfant ou votre petit-fils pourraient très bien être les suivants.

Je vous en prie, essayez d'imaginer mon extrême frustration, la frustration de beaucoup d'autres parents présents aujourd'hui à cette audition lorsque nous entendons des gens dans cette salle clamer cavalièrement le mensonge que « les vaccins sont sûrs ». Je vous en prie, demandez-vous comment des vaccins pourraient être tout à fait sûrs comme vantés par les sénateurs Pan et Allen, alors que dans le même temps la Cour Suprême des Etats-Unis et le Congrès les a déclarés « unavoidably unsafe », en d'autres termes intrinsèquement dangereux ?

Ce ne sont pas seulement les organismes de réglementation gouvernementaux ou les fabricants de vaccins qui reconnaissent que ces derniers peuvent nuire et même tuer. La chose est maintenant de notoriété publique en raison du nombre croissant des victimes. C'est la raison pour laquelle il y a de plus en plus de californiens opposés au nouveau projet de loi qui assistent aux audiences. Ils dépassent en nombre les partisans dans une proportion de 15 à 1.

Les dommages vaccinaux sont donc bien vrais et pas aussi rares qu'on veut bien nous le faire croire. Et ce sont les parents qui veulent pouvoir choisir les risques qu'ils veulent ou non prendre pour leurs enfants. Si les dommages vaccinaux sont rares comme le disent les défenseurs du projet de loi, à savoir une complication par million de doses, il ne devrait pas y avoir aujourd'hui plus de 39 personnes (victimes des vaccinations) devant le parlement d'un état de 39 millions de personnes. Puis-je, s'il vous plait demander un vote à mains levées ? ... Combien parmi vous ont eu un enfant victime des vaccinations ou ont été elles-mêmes victimes des vaccinations ? Cela me semble de loin dépasser les 39 dans un seul local !

J'espère que vous comprendrez maintenant pourquoi ma femme et moi, ne pourrons plus jamais, en conscience, permettre qu'Otto reçoive encore un seul vaccin. Idem pour son frère cadet. Comme il n'y a pas eu d'enquête, nous n'avons aucune idée de l'ingrédient vaccinal ou de la combinaison d'ingrédients qui a ou ont provoqué la paralysie. Nous sommes décidés à ne plus sacrifier aveuglément nos enfants sur l'autel des vaccins. Ces vaccins que nous savons dangereux et mal étudiés. Nous aurions préféré prendre le risque que nos enfants fassent la maladie (naturelle) que de recevoir ces injections de vaccins multiples. Nous en savons assez à ce sujet pour pouvoir dire que nous n'en voulons plus.

Si ce projet de loi devait être voté, Otto risquerait de ne plus pouvoir fréquenter l'école. Il est incroyable qu'il n'ait pas le droit à une exemption médicale. Si le projet de loi SB277 venait à passer, Otto ne pourra plus fréquenter l'école publique. Et je le répète... ma femme et moi ne permettrons plus jamais qu'il reçoive ne fût-ce qu'un seul vaccin.

Otto a payé le prix ultime et il ne sera plus jamais le même. En guise de merci on lui a enlevé son droit le plus élémentaire à une scolarisation normale. L'école à domicile ne nous convient pas financièrement, ni pratiquement.

Allez-vous, Messieurs les Sénateurs, voter pour lui enlever le droit de se rendre à l'école ? »

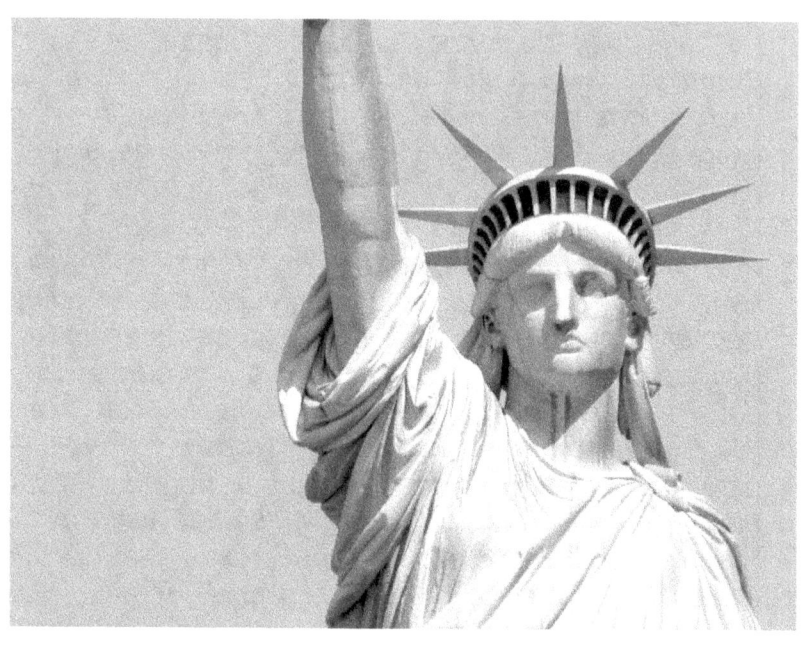

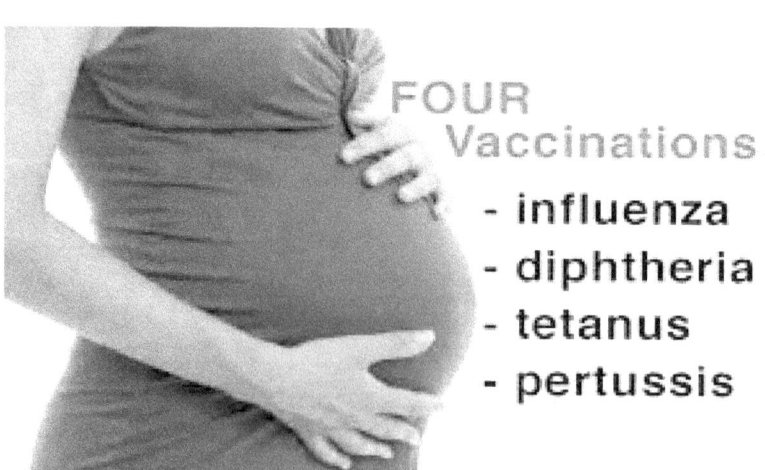

Quelques paroles de médecins, hommes de science, historiens et journalistes :

Docteur Louis De Brouwer dans : Sida, le vertige, 1997
« Continuer à vacciner des populations entières –des milliards d'individus depuis 1978 – constitue non seulement une erreur, mais également un acte criminel, véritable génocide, à l'échelle planétaire. »

Docteur Henri Quiquandon dans : 12 balles pour un véto, Éd. Agriculture et Vie, 1978, p. 174-178

« La vraie médecine a été remplacée par un système pharmacologique dont le seul objectif est le profit et non pas l'intérêt du malade... Les Français, manipulés et désinformés en sont venus à considérer l'acte vaccinal comme le baptême : hors vaccin pas de salut.

Or, il n'a jamais été prouvé scientifiquement que les vaccins étaient efficaces et sans danger...Le principe de la vaccination constitue la plus monstrueuse erreur médicale et scientifique du siècle et mène l'humanité à une disparition prématurée.

On ne compte plus aujourd'hui les cas de mort subite du nourrisson, sclérose en plaques, maladie d'Alzheimer, cancers, dermatoses, et d'affections nouvelles incurables dues aux vaccins... L'individu vacciné est devenu un véritable réservoir à virus... »

Le Concours Médical, 19 septembre 1987 :

« La carte d'incidence maximale du SIDA en Afrique correspondrait à celle où l'ultime effort d'éradication de la variole aurait été accompli. C'est cette introduction massive du virus vaccinal au sein d'une population séropositive mais dormante qui pourrait avoir donné le coup d'envoi au phénomène SIDA... »

Déclaration d'un conseiller auprès de l'O.M.S., dans : Le Times, 2 mai 1987 :

« *Maintenant je suis convaincu que la théorie mettant en cause la vaccination antivariolique est bien l'explication de l'explosion du SIDA...* »

Biocontact, janvier 1996 :

« *Il semble donc hautement probable que ce vaccin polio buvable, le fameux Sabin, préparé par culture sur ces singes verts d'Afrique, était contaminé par le virus STLV3, et que ce virus était peut-être le 1er chaînon évolutif expliquant l'apparition du virus VIH.*

Comment s'étonner par conséquent de l'extension incroyablement foudroyante de l'épidémie d'infection par le VIH, quand on connaît la qualité de la couverture médicale vaccinale mondiale vis-à-vis de la poliomyélite. »

Docteur Alain SCOHY :

Ici le témoignage édifiant d'un médecin courageux :

http://www.amessi.org/Vaccins-Temoignage-du-Docteur-Alain-Scohy

« *L'accumulation des vaccins de toute nature tous azimuts sans le moindre intérêt thérapeutique, curatif ou préventif, épuise et affole le système immunitaire, ce qui est la base indispensable à l'installation de la maladie Sida. Le nouveau vaccin contre l'hépatite B risque fort d'être la goutte d'eau qui fera déborder le vase... Le vaccin contre l'hépatite B présente de réels dangers pour ceux qui le recevront...* »

« *La guerre du Golfe pendant l'hiver 1991, aurait dû nous servir de leçon. 50.000 G.I. américains environ sont envoyés là-bas, et subissent au moins 4 vaccins... 20.000 anciens soldats sont malades aujourd'hui. 2.000 sont décédés.*

Surtout il y a eu en 3 ans 2.000 naissances d'enfants gravement anormaux. Mais alors, si les vaccins sont inefficaces et dangereux, pourquoi nous le cache-t-on et, pourquoi continue-t-on ? »

« Les campagnes publicitaires en faveur des vaccins représentent un endoctrinement type lavage de cerveau...On utilise tout d'abord la désinformation, avec trucage des chiffres statistiques et amalgame savant de l'effet protecteur du vaccin avec d'autres affections et une annonce de possibilité de contagion totalement fantaisiste.

Ensuite on sème la terreur, pour faire croire à l'ensemble de la population que telle maladie est effroyable, mettant au même rang de gravité une banale rougeole et une poliomyélite paralysante. Ensuite on procède à la banalisation de l'acte vaccinal... »

La Dictature Médico-scientifique, p. 184 :

« La propagande abusive pour la vaccination contre l'hépatite B a commencé dès le mois de juillet 1994. Après avoir conclu un marché avec Smith Kline pour le vaccin Engerix, le Ministre de la santé, a envoyé une circulaire aux recteurs d'Académie pour demander d'inscrire la vaccination des élèves de 6ᵉ et de 4ᵉ parmi les priorités pour l'année 1994-1995... »

Françoise Joët, Le Courrier d'Alis :

« Est-ce que les enseignants français feraient désormais partie de la filière santé ? Quel est réellement le rôle de chacun ? D'aider à remplir les caisses de

l'entreprise Smith Kline Beecham et de vider celles de la Sécurité Sociale ?…

En plus de ce risque de contamination, soit par des prions (les cellules sont nourries avec du sérum de veau), soit par des virus inconnus à ce jour, ce vaccin inocule de façon absolument certaine des substances éventuellement cancérigènes, et des résidus d'outils de manipulations génétiques qui pourraient bien être à l'origine de cas de tératogenèse.

Par ailleurs ces vaccins sont à l'étude : on ne pourra en mesurer l'éventuelle efficacité comme la nocivité que dans 15 ou 20 ans, d'après leurs promoteurs, ce qui fait que toutes les personnes inoculées sont en fait, à leur insu, des cobayes ! Tout ceci pour éviter une maladie complètement hypothétique qui a tendance à régresser spontanément dans nos pays, et qui guérit, sans traitement, dans 9 cas sur 10… »

Michel Georget, agrégé de biologie, Professeur honoraire des classes préparatoires aux grandes Écoles Biologiques :

« Quand on sait que l'immunité accordée au vaccin est de courte durée et que l'hépatite B se transmet essentiellement par les relations sexuelles et la toxicomanie intraveineuse, on imagine le bénéfice que les bambins vont retirer d'une telle opération…

Les vaccinations de masse se font dans un contexte d'incertitude : des procédés de fabrication qui ne peuvent garantir des produits totalement purs, des individus tous différents, dont les capacités de défense ne sont jamais testées avant, ni vérifiées après la vaccination.

Dans ces conditions, n'est-il pas urgent de réfléchir aux conséquences à long terme des vaccinations ? »

Françoise Joët, Courrier d'Alis, n° 13 :

« Le plus extraordinaire est que l'on continue à prôner ce vaccin, que les campagnes de vaccination redoublent de zèle, pour inciter les individus à se faire vacciner, alors que pratiquement dès le début de son utilisation, on savait qu'il pouvait déclencher des scléroses en plaques, tout spécialement chez les personnes porteuses du gène HLA DRE.

La mention de la sclérose en plaques figure parmi les effets indésirables de ce vaccin dans toutes les notices qui l'accompagnent.

Comment laisser pratiquer ce jeu de roulette russe par des gens assez cyniques pour prétendre, en toute connaissance des dangers liés à ce vaccin, qu'ils agissent pour le bien de l'humanité ? »

Professeur Pariente, Le Concours Médical, 20 janvier 1974 :

« Le système immunitaire s'avère particulièrement endommagé à la suite de vaccinations de routine...Le capital immunologique se trouve substantiellement amoindri chez les nombreux enfants soumis aux programmes vaccinaux courants... »

Le Quotidien du Médecin, 9 mai 1996 :

« Une simulation antigénétique, en l'occurrence un rappel de vaccin antitétanique, augmente transitoirement l'expression du VIH1 chez les personnes infectées, et rend plus susceptibles au virus les personnes non infectées... »

Le Courrier d'Alis, n° 12 :

« Les médecins doivent obéir aux diktats des experts du ministère, conseillés par les marchands de vaccins, l'obtention de la couverture vaccinale étant le prétexte qui masque à merveille le mercantilisme de l'industrie pharmaceutique…

Il est heureux qu'un nombre grandissant de praticiens découvre les manœuvres de manipulation dont il sont l'objet. Leur prise de conscience sera salutaire et permettra de redonner tout son sens à leur profession… »

Le Point, 20 janvier 1996 :

« En Inde, 80 millions d'enfants ont été vaccinés contre la polio en deux jours par le vaccin oral. Une campagne massive qui a nécessité 500.000 postes de vaccination. 2 millions d'agents et 10 millions de volontaires. »

Docteur Guylaine. Lanctot dans : La Mafia Médicale :

« La vaccination engendre la violence sociale et le crime. Quelle meilleure façon de déstabiliser un pays…et de renforcer les contrôles policiers et militaires ? La vaccination encourage la dépendance médicale et renforce la croyance de l'inefficacité de notre système immunitaire. Elle crée des assistés permanents…Elle encourage la dépendance morale et financière des pays du Tiers-monde France des pays occidentaux… »

Docteur Gérhard Buchwald, dans : « Vaccination A Business based on Fear », **reconnu comme expert en matière de vaccinations par un tribunal canadien :**

« Avec les vaccinations, c'est lentement mais sûrement que nous détruisons la santé et l'intelligence de nos

futures générations… la vaccination des enfants relève de la maltraitance ; elle est un crime contre l'humanité. «

Joachim Schafer, dans : Procès de la mafia Médicale

Le fils du docteur Buchwald, à l'âge d'un an et demi, fut amené chez le médecin par sa mère pour y être vacciné contre la variole. Huit jours plus tard, il ne pouvait plus se tenir debout dans son berceau. Avant d'être vacciné, son enfant développait tout à fait normalement. *Depuis ce temps,* dit le docteur Buchwald, *j'ai un être humain complètement détruit à la maison.*

Les effets désastreux des vaccinations

Le professeur Louis-Claude Vincent a déclaré et démontré, par la bioélectronique, que *« Personne ne réchappe aux conséquences des vaccinations, à court, moyen ou long terme »*.

Le docteur Guylaine Lanctôt, dans son ouvrage, La Maffia Médicale, dresse une petite liste terrifiante des complications engendrées par les vaccinations :

A court terme :

- la maladie elle-même ou ses formes atypiques : toux coqueluchoïque, paralysie « polio-like »
- allergies
- urticaires (géantes)
- eczéma
- exanthèmes (rougeurs)
- asthme
- malaises
- inflammation douloureuse
- réactions locales
- gonflements des ganglions
- choc anaphylactique pouvant conduire à la mort
- fièvre
- atteintes rénales
- purpura
- œdème (enflure)
- rhumatisme
- troubles gastro-intestinaux
- mort subite du nourrisson 1 à 3 semaines après le vaccin

- toutes les maladies aiguës du système nerveux :

  - encéphalite grave à légère

- pan-encéphalite (vaccin-rougeole)
- méningite
- atteintes neurologiques irréversibles
- syndrome de Guillain-Barré
- paralysie cérébrale
- dommages cérébraux majeurs

- infarctus vaccinal chez les 30-40 ans
- hépatite B
- altération ou mort du fœtus

A moyen terme :

- désordres neurologiques :
- autisme

- dommages cérébraux :

- convulsions
- enfant hyperactif
- pleurs incessants
- troubles de l'appétit (anorexie/boulimie)
- atteinte des nerfs crâniens (aveugle/sourd/muet/dyslexique)
- hypotonie
- retard de développement
- paralysie cérébrale

- problèmes mentaux :

- arriération mentale
- troubles du comportement
- troubles de la personnalité
- troubles intellectuels
- troubles d'apprentissage
- hypersexualité

- instabilité émotionnelle
- délinquance juvénile
- personnalité sociopathe
- comportement criminel

- leucémies de l'enfant
- infections à répétition
- allergies nombreuses

A long terme :

EFFETS SÛRS :

- déséquilibre de notre organisme (écologie individuelle)
- affaiblissement de notre système immunitaire
- (défense naturelle)
- bouleversements à l'intérieur de nos cellules : altération permanente des chromosomes (ADN), malformations
- Introduction de protéines étrangères transmissibles au code génétique d'une espèce (nouvelles formations)

CONSEQUENCES :
- sclérose en plaques
- leucémies
- cancers
- sida
- malformations congénitales
- stérilité
- syndrome de fatigue chronique
- épilepsie
- maladie de Parkinson
- maladies cardio-vasculaires
- allergies multipliées

- maladies dégénératives :

- maladie d'Alzheimer
- lupus
- arthrite

- réapparition de vieilles maladies résistantes aux médicaments
- apparition de nouvelles maladies inconnues :

- malformations congénitales
- défauts génétiques héréditaires
- mutations de l'espèce humaine

- Menace d'extinction de la race humaine

COMMENT SE DEFENDRE FACE AUX OBLIGATIONS VACCINALES

Outre les articles de loi précités qui démontrent leur caractère illégal et sur lesquels on peut s'appuyer, ces lois précisent néanmoins :

Art. L 3111.2 : « Les vaccinations antidiphtérique et antitétanique par l'anatoxine sont obligatoires, **sauf contre-indication médicale reconnue** ».

Art. L 3111-3 : « La vaccination antipoliomyélitique est obligatoire, **sauf contre-indication reconnue** ».

Présenter un certificat de contre-indication, c'est donc se conformer à la loi et un tel certificat ne peut en aucun cas être remis en cause, même si les différentes administrations de médecine scolaire ou du travail ne se privent pas de le faire. C'est excessivement grave puisque cela remet en cause la légitimité du médecin qui a établi ce certificat.

Concernant le carnet de santé, la loi précise :

« Le carnet de santé est un document confidentiel, nul ne peut en exiger sa présentation. » Article L. 2132-1 du CSP modifié par Loi n°2001-1246 du 21 décembre 2001 – art. 34 JORF 26 décembre 2001 :

« Le carnet est établi au nom de l'enfant. Il est remis aux parents ou aux personnes titulaires de l'exercice de l'autorité parentale ou aux personnes ou aux services à qui l'enfant a été confié. Ils doivent être informés que nul ne peut en exiger la communication et que toute personne appelée, de par sa fonction, à prendre connaissance des renseignements qui y sont inscrits est soumise au secret professionnel. »

L'Article R3111-17 du Code de la Santé Publique mentionne clairement que le chef d'établissement à un devoir de contrôle de la situation de l'enfant au regard des vaccinations obligatoires, mais aucune autorité pour exiger le carnet de santé, tout autre document en tenant lieu suffit.

Ce qui signifie que même une copie n'est pas exigible, le carnet de santé étant intégralement soumis au secret médical. Pour les institutions réclamant ces informations, un certificat du médecin attestant que l'enfant se porte bien et est à jour de ses vaccinations suffit (ou un certificat de contre-indication).

Ainsi, le carnet n'a pas à être présenté lors de l'inscription à l'école ou dans une collectivité.

Témoignage d'une famille : comment argumenter pour l'inscription d'un enfant en crèche

En juillet 2010, notre petit trésor est arrivée dans notre famille et a considérablement changé nos vies. Désireux de lui apporter une éducation ouverte aux autres, nous étions de fervents partisans de l'accueil en crèche et ce, dès la fin de son 3ème mois.

Déjà au fait des problèmes liés à la vaccination, ayant personnellement très mal réagi à mon vaccin contre l'hépatite B étant adolescent, ayant entendu « les rumeurs » sur la sclérose en plaques et les soucis liés aux adjuvants, nous n'étions pas favorables à la vaccination de notre enfant.

Nous nous sommes donc tournés vers un médecin homéopathe afin d'obtenir un certificat de non vaccination le plus simplement du monde. Le certificat en poche (du moins dans son carnet de santé), notre petit trésor est entrée en crèche pour son 4ème mois et fut chouchoutée par tout le personnel que ses sourires n'en finissaient pas d'émerveiller…

Cependant, à la fin du premier mois de crèche, le 14 octobre 2010… patatras, la visite du pédiatre de la crèche, une doctoresse zélée et fervente partisane de la vaccination, nous indique que faute de vaccination notre enfant sera exclue de la structure de la Communauté de communes séance tenante !

Elle insiste de plus auprès de mon épouse (seule à cette visite) sur notre inconscience de parents irresponsables et la maltraitance dont notre enfant est victime par notre faute. Ces mots, d'une violence inouïe, résonnent encore dans la tête de mon épouse : « Vous mettez la vie de votre enfant en danger, vous êtes irresponsable », on aurait presque entendu : « vous ne méritez pas d'être parents ! » .

En larmes, mon épouse rentre à la maison. Que faire, comment surmonter cette douleur créée par le médecin, car nous avons (ou avions à cette époque) un profond respect pour le corps médical. Les interrogations s'entremêlent... que faire ?

Devons-nous faire vacciner notre enfant, devons-nous le mettre en crèche au France (nous sommes frontaliers) ?... Mais comment faire car les listes d'attente au France sont très longues et le prix d'une crèche y est exorbitant. Nous n'avons aucun délai pour nous retourner, le médecin a été strict, la vaccination doit être immédiate car notre enfant non vaccinée ferait courir un risque aux autres enfants.

Deux nuits passent, puis nous reprenons le dessus, pourquoi la vaccination est-elle obligatoire en France et pas au France ni dans d'autres pays ? Pourquoi se vacciner contre des maladies qui n'existent plus ? Pourquoi faire courir un risque à notre enfant qui n'est jamais malade, qui a fait ses nuits à 6 semaines, qui sourit tout le temps et est en pleine forme ?

Alors nous cherchons et nous passons le week-end entier sur Internet. Nous appelons tous les amis et parents et finalement nous tombons sur ALIS. Nous contactons le responsable local d'ALIS, avec qui nous discutons de façon calme et posée (en contraste avec l'excitation et la frénésie du pédiatre et de la direction de la crèche) qui nous indique où chercher, cela sera dans le code de la santé publique, et qui contacter, ce sera le maire.

Le mercredi 20 octobre, cette fois c'est moi qui emmène notre enfant à la crèche, hors de question que mon épouse ne subisse d'autres pressions et remarques déplacées. Je rencontre la direction de la crèche et nous regardons ensemble le code de la santé publique disponible dans la crèche.

Bien que datant de 2007, la référence aux certificats médicaux y est déjà inscrite et nous obtenons de laisser notre enfant en crèche encore une semaine afin de régler cela avec les autorités compétentes. Le Maire, contacté sur ce sujet, refuse de se prononcer (alors qu'en tant que premier magistrat de la Commune, il est de son devoir de faire appliquer la loi et donc de faire reconnaître la validité du certificat médical) sous prétexte que la crèche dépend de la Communauté de Communes.

Notre dossier est donc transmis au président de la Communauté de communes le jeudi 21 octobre. Il répond qu'il suivra les recommandations de la PMI locale et que notre enfant ne pourra donc pas être accueillie dans les structures de la Communauté de communes sans vaccination (cela incluant les crèches, maternelles, écoles et collèges). Nous lui écrivons alors la lettre suivante :

Monsieur le président de la CCCE,

C'est avec une grande stupeur que nous avons appris hier, que les élus de la CCCE avaient décidé d'exclure notre enfant N. de la crèche de …. Lors de la visite médicale du jeudi 14 octobre, soit trois semaines après son entrée en crèche, nous avons présenté au médecin un certificat médical temporaire de contre-indication à la vaccination DTP.

Le médecin a cependant uniquement constaté l'absence de vaccinations et a demandé la régularisation vaccinale de notre enfant s'appuyant sur le Code de la Santé Publique et le règlement intérieur de la crèche.

Après consultation de notre médecin et dudit Code, il apparaît clairement que la contre-indication pour raisons médicales est recevable comme stipulé dans les articles ci-dessous :

Art. L 3111-2 : « Les vaccinations antidiphtérique et antitétanique par l'anatoxine sont obligatoires, sauf contre-indication médicale reconnue » .   Art. L 3111-3 : « La vaccination antipoliomyélitique est obligatoire, sauf contre-indication reconnue » .   Vous pourrez consulter l'intégralité du code sur le site www.legifrance.gouv.fr

De plus François FILLON, dans une lettre à destination d'une association de parents avait écrit en date du 28 février 2007 :

« Le recours à des sanctions (…) ne paraît acceptable que si les possibilités de dérogations, existantes pour le BCG et la poliomyélite, sont étendues à tous les autres vaccins obligatoires. C'est pourquoi nous avons adopté un texte qui permet effectivement de déroger à l'obligation de faire vacciner ses enfants en cas de contre-indication médicale » .

Il nous semble aussi important de rappeler qu'une contre-indication médicale établie en bonne et due forme par le médecin qui suit l'enfant, n'est jamais un certificat de complaisance. C'est un certificat de précaution et de protection. Si le médecin qui a examiné l'enfant juge que le vaccin, pour toute sorte de raisons qui relèvent du secret médical, risque de provoquer des effets indésirables, son DEVOIR est de surseoir à la vaccination en établissant un certificat de contre-indication où sont mentionnés les vaccins contre-indiqués et la durée de la contre-indication.

Les motifs de la contre-indication n'ont pas à y figurer, ils relèvent du secret médical. Ce certificat vaut vaccination et ne peut être contesté ni donner lieu à une contre-expertise. Ce certificat s'appuie sur le respect par le médecin de son code de déontologie qui dispose : Art. R. 4127-8 : « Dans les limites fixées par la loi, le médecin est libre de ses prescriptions qui seront celles qu'il estime les plus appropriées en la circonstance. Il doit, sans négliger son devoir d'assistance morale, limiter ses prescriptions et ses actes à ce qui est nécessaire à la qualité, à la sécurité et à l'efficacité des soins. Il doit tenir compte des avantages, des inconvénients et des conséquences des différentes investigations et thérapeutique possibles ».

Au vu de ces informations et notamment de la loi (modifiées récemment) votée par le parlement régissant le fonctionnement de notre Etat, il apparaît clairement que notre enfant doit être acceptée au sein de la crèche faute de quoi elle serait victime d'une discrimination contraire au droit, un Règlement Intérieur ne pouvant en aucun cas exclure un enfant d'une structure publique alors que cet enfant respecte parfaitement le cadre des lois de la République.

Nous espérons vivement qu'au vu de ces nouvelles informations, les élus de la CCCE tiendront compte favorablement de notre demande de validation définitive de l'inscription de notre enfant en crèche.

Dans le cas contraire, nous vous saurions gré de bien vouloir nous notifier par écrit les raisons de cette exclusion afin de pouvoir les contester devant le Tribunal Administratif.

Souhaitant vivement que cette situation que nous pensons due à une incompréhension se résolve au plus vite et favorablement pour notre enfant, nous restons à votre disposition pour toute demande d'information complémentaire.

Bien cordialement.

Suite à ce courrier, la Communauté de communes et son président ont souhaité ne pas se prononcer et demander à la Préfecture de trancher. Après un mois sans réponse de la préfecture, notre enfant a été définitivement acceptée à la crèche.

Cela aurait pu en rester là. Cependant à la date anniversaire de l'inscription de notre enfant, nous avons eu la visite médicale annuelle obligatoire, à laquelle je me suis rendu moi-même afin d'éviter que mon épouse ne soit l'objet de pressions encore une fois.

Notre échange fut pour le moins consternant, basé pour le pédiatre sur les dangers que je faisais courir à mon enfant, sur mon irresponsabilité et mon inconscience. Elle me proposait même de m'emmener en néo-natalité afin de voir les conséquences dramatiques des maladies infantiles et des séquelles graves qui s'en suivaient.

Je répondais par :

• L'absence de vaccin approprié à l'âge de l'enfant.

• La dangerosité des adjuvants (mis en cause dans beaucoup d'études).

• L'incompatibilité de la loi française avec la loi européenne.

• L'hétérogénéité des politiques de santé publique européenne sans que la France ait des résultats supérieurs liés à sa politique vaccinale.

• *La connivence des laboratoires et du corps médical par le biais des visiteurs médicaux (en citant les scandales liés à l'industrie pharmaceutique).*

• *La corruption des pouvoirs publics dans leur politique de santé (ex. H1N1).*

• *Et le fait que, en Inde ou en Afrique, il pouvait y avoir de la diphtérie, du tétanos ou de la polio mais pas en Moselle, pas en 2011, et dans une famille bien au fait des règles d'hygiène et ne laissant pas d'éventuelles blessures ou symptômes sans surveillance.*

D'un côté, obtenir le dernier mot face à ce médecin qui, mise devant ses contradictions (ne serait-ce que le fait que des médecins français sortant de la même université puissent ne pas avoir le même avis sur la vaccination), n'a rien trouvé à répondre, fut assez satisfaisant ; d'un autre côté, avoir à se justifier de la sorte et subir de telles pressions, voire des menaces, fut tout aussi incroyable.

En conclusion, il semble intéressant de noter à quel point les autorités locales sont extrêmement gênées par la situation (et la divergence des avis et positions) et n'osent pas, tout simplement, se prononcer. Il en va de même pour la représentation du pouvoir central, la Préfecture n'ayant pas daigné répondre, ni au maire, ni au président de la Communauté de communes, et encore moins au pédiatre de la crèche.

En outre, si la vaccination était obligatoire (et donc nécessaire), notre enfant aurait dû être exclue comme le voulait le pédiatre et la PMI, bien que le raisonnement basé sur la dangerosité d'un enfant non vacciné pour les autres soit au mieux une aberration ou au pire la preuve que les vaccins ne servent à rien.

On peut donc en conclure qu'aucune vaccination n'est obligatoire en France. A la fin de ce premier combat, il n'en reste pas moins, cependant, que nous avons été considérés comme des parents irresponsables et que notre enfant a été signalée auprès des autorités et de la PMI comme « enfant en danger ».

De plus, il est à noter que certains médecins ne reculeront devant rien pour forcer la main des parents, en effet la hargne de celui que nous avons rencontré l'a poussé à nous menacer, nous faire subir des pressions, nous dénoncer auprès d'autorités, et même à enfreindre son code de déontologie en se permettant d'appeler notre médecin homéopathe afin de lui demander clairement s'il s'agissait d'un certificat justifié.

Nous tenions ici à témoigner afin que d'autres parents sachent qu'aucun vaccin n'est plus obligatoire en France et que ce sont eux, les parents qui doivent prendre leurs décisions pour la santé de leurs enfants. Nous témoignerons autour de nous car le combat contre la vaccination inutile et dangereuse doit continuer.

Ainsi, nous sommes toujours les heureux parents d'une merveilleuse petite fille de 14 mois, qui n'est jamais malade, n'a jamais été vaccinée et qui se porte comme un charme.

http://www.alisfrance.com/download/temoignage_famille.pdf

APPEL A TEMOIGNAGES

Dans tous les pays, on estime que seuls 1% à 10% des accidents consécutifs à une vaccination font l'objet d'un signalement aux services de pharmacovigilance.

Car officiellement, il ne peut y avoir aucun lien entre le vaccin et les accidents qui s'ensuivent. La plupart des médecins nieront farouchement l'évidence, soit par endoctrinement, soit par crainte des réactions des patients ou de leur Ordre, puisque les professionnels de la santé sont pris entre deux feux : les obligations de la loi et les éventuelles plaintes de leurs patients.

Rien ne serait plus facile, pourtant, que de donner à chaque personne vaccinée un petit questionnaire, à renvoyer à l'Agence nationale du médicament, sur lequel elle noterait tous les effets anormaux qu'elle constaterait durant les quelques jours et semaines suivant la vaccination.

Cela permettrait très rapidement d'établir enfin des statistiques globales sur les conséquences réelles des vaccins. Mais pour des raisons exclusives de profits, ce questionnaire est loin d'être envisagé puisqu'il mettrait en danger les ventes de vaccins.

Alors n'attendons pas des pouvoirs publics une initiative qui ne viendra jamais, prenons-la nous-mêmes.

Envoyez-nous vos témoignages précisant :

- dates et types de vaccins
- effets constatés
- délai entre la vaccination et les effets constatés

Ceci dans la plus grande objectivité et totale honnêteté, il ne s'agit pas de travestir la réalité comme ceux qui le font depuis 150 ans.

Plus le nombre de témoignages sera conséquent, plus les statistiques seront fiables.

Merci,

Léo Gali

Envoyez votre témoignage à :

leogali391@gmail.com

BIBLIOGRAPHIE

L'intoxication Vaccinale	Fernand Delarue
La bonne santé des enfants non vaccinés	Dr F. Berthoud
Tétanos, le mirage de la vaccination	Françoise Joët
Vaccinations, les vérités indésirables	Michel Georget
Apport des vaccinations à la santé publique	Michel Georget
« Un bon Pasteur »	Marc Averous
La Mafia Médicale	Dr G. Lanctôt
Vaccination, violence et criminalité	Harris L. Coulter
Vaccins, abus de conscience	Dr A. Perrier
Vaccination, je ne serai plus complice	Dr Jean Méric
Sida, le vertige	Dr L. de Brouwer
Vaccination	Viera Scheibner
12 balles pour un véto	Dr H. Quiquandon
Vaccin Hépatite B: coulisses d'un scandale,	S.Simon &
Manipulations médicales et financières	Dr M. Vercoutere
Les 10 plus gros mensonges sur les Vaccins	Sylvie Simon
Pertussis vaccine encephalopathy	J. D. Cherry
Vaccination: l'overdose	Sylvie Simon
Vaccination: l'Erreur Médicale du Siècle	Dr L. de Brouwer
Nous te protègerons du Vaccin Polio	Dr J. Pilette
Procès de la mafia Médicale	Joachim Schafer
Pour en finir avec Pasteur	Dr E. Ancelet
Louis Pasteur: la réalité après la légende	PY. Laurioz
Vaccinations: le droit de choisir	Dr. F. Choffat
Les Vaccinations: les risques	Dr B. Donatini
La Dictature médico-scientifique	Sylvie Simon
L'Aventure de la Vaccination	J. Skomska
Mon Enfant, sa Santé, Ses Maladies	W. zur Linden
Vaccination, je ne serai plus complice	Dr J. Méric
Autisme et Vaccination	Sylvie Simon

Et textes de Michel Manset, naturopathe

Index

www.ingramcontent.com/pod-product-compliance
Lightning Source LLC
Chambersburg PA
CBHW062143280526
45788CB00001B/283